Come*fare*

Rosanna Lambertucci

IL VIAGGIO DIMAGRANTE

Rai Eri
MONDADORI

www.librimondadori.it

Il viaggio dimagrante
di Rosanna Lambertucci
Collezione Come*fare*

ISBN 978-88-04-58856-6

I edizione marzo 2009

Anno 2009 - Ristampa 6 7

INDICE

Il viaggio dimagrante

A tutte le persone
che mi seguono da anni
e che con il loro affetto
e la loro stima mi hanno
sempre incoraggiata
a continuare su questa strada

NOTA DELL'AUTRICE

Potrà sembrare strano che un libro che tratta di diete inizi con delle pagine autobiografiche. Mi piace l'idea di farmi conoscere più da vicino da chi mi segue da tempo, e soprattutto mi piace avere l'occasione per rispondere a un interrogativo che spesso mi sento rivolgere: "Come mai si dedica da sempre a temi riguardanti la salute?".

Ritengo che quello che leggerete possa essere una risposta esauriente... o almeno lo spero!

Rosanna Lambertucci

PRIMA PARTE

INTRODUZIONE

Al mio rientro da scuola mi accoglieva il profumo di mela caramellata, misto all'aroma di vaniglia, zucchero e scorza di limone.

S'infiltrava silenziosamente fra le mura della casa e fra le trame del grembiule e nelle mani di Pina, la tata. Erano i primi anni Cinquanta, quando la vita aveva un corso più semplice e le piccole cose di tutti i giorni avevano un significato più intenso e forse più duraturo. Oggi che le emozioni, anche nei bambini, sembrano bruciare troppo in fretta, cancellate dall'evento immediatamente successivo, io posso invece dire che i sentimenti provati da piccola sono indelebili nella mia mente.

È sicuramente Pina il personaggio che mi riaffiora più spesso alla memoria del periodo in cui, piccolissima, la consideravo il centro dell'universo. Una donna che per molti anni si è dedicata alle mie necessità quotidiane, e che in qualche modo prendeva il posto di mia madre, talmente impegnata con il suo lavoro! Una tata che devo avere amato molto.

Ricordo nitidamente il pianto accorato, tra le braccia della mamma, quando Pina mi lasciò per pochi giorni per andare a trovare la sua famiglia in un paesino della

Ciociaria. Quella che per lei era una breve vacanza per me si tramutò in un distacco lunghissimo e dolorosissimo. In seguito, ho pensato più volte se e quanto sia dispiaciuto a mia madre vedermi così disperata per l'assenza di una persona che quotidianamente prendeva il suo posto! Ricordo le lunghe passeggiate insieme a lei al parco, i pomeriggi trascorsi al cinema con la mia manina sempre attaccata al suo seno. Oggi leggo quei gesti come il bisogno costante di un contatto fisico rassicurante con una parte del corpo che istintivamente ritenevo simbolo di grande intimità. Mi sarei accorta in seguito di quanto il seno abbia sempre rappresentato una componente importantissima, forse la più ricettiva, del mio corpo di adolescente e poi di donna. Il seno segue i sentimenti, li capta, interpreta i nostri stati d'animo, le nostre emozioni. Si svuota quando siamo tristi, diventa rigoglioso quando siamo felici e sentimentalmente emozionate e appagate.

C'è un'altra pagina che popola i miei ricordi più lontani: Achille. Un amico di mio padre che frequentava spessissimo la mia casa. Nell'immediato dopoguerra, a cavallo tra gli anni Cinquanta e Sessanta, mio padre aveva creato un'azienda alimentare che, con grande fatica, seguiva anche mia madre. Un lavoro duro, ripagato dalla soddisfazione di poter crescere me e i miei tre fratelli, di poterci far studiare e vivere in modo sereno e dignitoso.

Achille viveva con l'anziano padre malato e non si era mai sposato. Il suo tempo libero lo dedicava a prendersi premurosamente cura del genitore. E, soprattutto, non voleva relegare un'eventuale compagna al ruolo di infermiera. Esteticamente Achille non era un uomo affascinante, ma aveva un gran cuore e amava immensamente me e i miei fratelli.

Ricordo le passeggiate a cavalluccio sulle sue spalle,

la sua ninna nanna: "O Dio del Ciel se fossi una rondinella, vorrei volare, vorrei volare, vorrei volare in braccio alla mia bella". E ricordo quante volte, in seguito a una marachella, correva in mio soccorso per asciugare le mie lacrime.

Achille rappresenta un capitolo importante della mia infanzia, ma allora non immaginavo che in futuro sarebbe diventato per me un punto di riferimento fondamentale. Achille divenne in seguito uno dei magistrati più stimati e rispettati della Prima Repubblica. Con Ferdinando Imposimato e tanti altri, durante gli "anni di piombo" rischiò più volte la vita per amore e rispetto dello Stato, esponendosi a pericoli reali, affrontando sempre con grande coraggio e determinazione il terrorismo nonché la dolorosissima vicenda del rapimento e successivo assassinio di Aldo Moro, una pagina tragica per il nostro Paese. La sua storia, le sue vicende e le sue esperienze divennero per me un esempio di vita e senza dubbio influenzarono le mie scelte future, imponendomi (senza che me ne rendessi conto) un rigore e un senso del dovere e della dignità che mi avrebbero sempre guidata e condizionata.

Da bambina ho giocato poco, ho vissuto costantemente all'insegna del dovere... ma con il tempo, per fortuna, ho imparato a essere più spensierata e felice.

Di mio padre non ho moltissimi ricordi. L'ho perso presto e all'improvviso. Era un uomo giusto, un grande lavoratore, intelligente, lungimirante, molto affascinante e un po' "birichino": mia madre Vitaliana, pur essendo una donna bellissima, ne era molto gelosa! Ricordo che papà tutte le sere, quando andava a dormire, beveva un bicchiere di acqua con il bicarbonato. Oggi, ripensando a questa sua abitudine, mi viene in mente che amava cenare con latte, caffè e la classica "ciriola" romana con la ricotta. Non sapevo allora, e sicuramente non lo sapeva neanche lui, che si trattava di una combinazione alimentare esplosiva: latte e caffè con l'aggiunta di pane e ricotta sono un vero e proprio macigno per lo stomaco. Lo credo bene che avesse bisogno del bicarbonato per digerire!

L'amicizia tra Achille e mio padre nacque durante la guerra e da allora non si interruppe mai. Achille fu accanto a mio padre nei momenti cruciali della sua vita e fu a lui che, in punto di morte, papà affidò me, i miei fratelli e le sue ultime volontà.

Nei cassetti della memoria c'è anche un capitolo legato alla scuola: ero l'unica che quando la maestra usciva dalla classe veniva colta dallo sgomento. Tutte le mie compagne erano ben felici della sua momentanea assenza, io, invece, provavo un senso di solitudine e mi alzavo dal banco per seguirla... e come risultato venivo messa continuamente in castigo.

Lo stesso accadeva quando suonava la campanella. Capitava che i miei tardassero di qualche minuto all'uscita di scuola. Allora io scappavo e correvo da sola verso casa, rischiando il più delle volte, in preda al panico e all'angoscia di essere stata "dimenticata", di farmi investire da una macchina. Puntualmente, quando rientravo, venivo castigata!

Non sapevo che queste "crisi di abbandono" mi avrebbero accompagnata per tanti anni a venire e in seguito avrei dovuto combattere strenuamente contro la mia natura per superarle.

Forse solo adesso ci sono riuscita. La mia professione e una maggiore autostima mi hanno aiutato molto.

Il senso dell'abbandono è sicuramente legato a un episodio che ha segnato indelebilmente la mia infanzia: la sofferenza profonda, il grande dolore causato dalla perdita di un genitore. La scuola era finita da pochi giorni ed ero finalmente in vacanza. Eppure, quell'anno, non ero contenta. Tutti i giorni, intorno alle 14, venivo assalita da un grande senso di angoscia, un nodo alla gola e alla bocca dello stomaco che mi faceva presagire qualcosa di tremendo. Ero molto piccola, ma ricordo che quel malessere, che non riuscivo a capire, né a spiegare, non mi dava tregua. Avevo la sensazione di perdere mia madre o una persona cara... Papà morì pochi giorni dopo, proprio alle 14, in un incidente stradale vicino a Latina.

Sono convinta che le premonizioni siano un fatto spiegabile, ma io non ho mai avuto il coraggio di approfondire la questione. So soltanto che ancora oggi, a distanza di tanti anni, quelle impressioni sono nitide nella mia mente e nel mio cuore.

E ricordo anche l'angosciante sensazione di perdere una persona cara e la consapevolezza di non rivederla mai più. Per un bambino il concetto di "mai più" è incomprensibile e lascia segni indelebili. Impari che all'improvviso puoi perdere per sempre qualcuno che ami, così in te scatta la prudente necessità di difenderti non permettendo più a niente e a nessuno di esserti indispensabile. Sai che basta un attimo e può sparire per sempre.

E questa paura di perdere le cose più preziose da allora non mi ha mai abbandonata. Ecco perché ho iniziato un percorso attento e appassionante, mirato a costruire la mia personalità e soprattutto a rafforzarla sforzandomi di essere meno vulnerabile affettivamente e meno emotiva.

Un cammino in salita, perché il destino mi ha sottoposta a parecchie prove.

Mi sono sposata giovanissima. Ricordo un matrimonio allegro con tanti amici e tante risate, che sono continuate per molti anni, inframmezzate però da momenti duri, da innumerevoli ricoveri in ospedale. Purtroppo non mi è stato facile diventare madre. Persi più volte quei bambini tanto desiderati: anche Elisa, che arrivò dopo varie speranze disattese, mi lasciò pochi giorni dopo la nascita.

Due anni più tardi, il momento più magico della mia vita: Angelica! La mia stupenda bambina tanto attesa. Con il suo arrivo, per incanto, sparirono parecchie mie paure. Mi sentii improvvisamente forte e con la voglia di fare qualcosa di utile per alleviare l'angoscia delle tante situazioni dolorose, e a volte ingiuste, che avevo avuto modo di sperimentare di persona durante le mie degenze in ospedale. Avevo conosciuto la sofferenza di molte persone ammalate e anche sole.

Lo scopo di questo breve racconto è far capire perché una ragazza giovane, in un'epoca in cui ancora in televisione non si parlava di salute, di malattie, di alimentazione e di bellezza, è diventata il punto di riferimento di milioni di persone che l'hanno seguita per anni sugli schermi di Rai Uno e ancora oggi l'ascoltano nell'appuntamento settimanale di *Più sani più belli*.

Ho imparato che quando ci si sente bene si è anche più belli, e non in modo effimero e superficiale, ma più belli di carattere, di umore, di energia... Questa convinzione mi ha sicuramente aiutata a conoscere quello che si può fare per vivere una vita di qualità.

Un persona che mi è stata accanto per molti anni si divertiva a ripetermi: "Vivi da malata per morire da sana!".

Oggi sono felice di aver osservato attentamente alcune piccole ma salutari regole comportamentali: il pubblico che mi segue sa che non sono più una ragazzina, ma che negli anni sono comunque riuscita a mantenere una grande energia e un notevole entusiasmo proprio grazie al benessere fisico.

Al contrario di quanto si crede, sono un'ottima forchetta, amo la buona cucina e amo cucinare, amo gli amici e la compagnia. In questo (e anche in molto altro) sono simile a mia madre. Pur lavorando sodo nella nostra azienda, è sempre stata un'attenta donna di casa e soprattutto una brava cuoca. Forse lo faceva per "coccolare" il palato di papà. Lei mi ha insegnato ad avere il culto della casa, dell'accoglienza. Magari piatti veloci, ma preparati con amore e cura. Ovviamente, comunque, la battaglia con la bilancia è stata una costante della mia vita.

Il viaggio dimagrante è il racconto di come recentemente sono riuscita a perdere quei cinque chili di troppo, che sembravano "radicati" e inamovibili, attraverso un regime dietetico che voglio illustrare anche a voi...

Dimagrire è un po' come fare un viaggio: si comincia a pensare di muoversi, si studia un itinerario, quindi si decide di partire. Una volta intrapreso il viaggio, però, si deve necessariamente arrivare sino alla fine, perché in caso contrario si sono sprecati soldi ed energia inutilmente.

Dimagrire è quindi, secondo me, un tragitto che, una volta iniziato, va percorso sino in fondo, altrimenti ci lascia l'amaro in bocca.

Il mio viaggio è durato sette settimane: durante le prime sei ho seguito un "regime dimagrante" vero e proprio, mentre l'ultima l'ho iniziata con la convinzione di seguirla praticamente per sempre, perché prevede un tipo di alimentazione che non solo mi ha permesso di non riacquistare il peso perduto, ma di mantenermi in forma così come mi sento oggi.

Nel *Viaggio dimagrante* troverete dei menu tipo che vi guideranno nella scelta degli alimenti, una serie di box con consigli pratici e informazioni utili che vi aiuteranno a compiere con maggiore facilità questo percorso e infine una serie di ricette sane e gustose.

In questo mio "viaggio" sono stata affettuosamente supportata dalla competenza del professor Pier Luigi Rossi.

Prima settimana

IL MIO PROGRAMMA NUTRIZIONALE

Il programma dimagrante che ho seguito si sviluppa in sette settimane: una vera e propria rieducazione alimentare che permette di ridurre progressivamente il peso e di mantenere i risultati ottenuti nel tempo.

I VANTAGGI DI QUESTA DIETA

- Perdita di peso, che evita lo scoramento e facilita il proseguimento della dieta.
- Diminuzione del senso di fame.
- Protezione dei tessuti muscolari (massa magra) grazie a un corretto apporto di proteine.
- Sensazione di benessere.
- La pelle non perde tonicità.
- Rapidità e semplicità nella preparazione dei menu giornalieri.
- Risultati a lungo termine: se la dieta è seguita con rigore, consente di modificare le abitudini alimentari e il metabolismo.

Ho cominciato il mio "regime alimentare" di lunedì perché, lavorando la domenica, ho ritenuto di aver bisogno di almeno 3-4 giorni di relativo riposo. Mi avevano infatti avvertita che all'inizio (nelle prime due settimane), avendo drasticamente ridotto i carboidrati, mi sarei sentita un po' stanca. In questo modo l'organismo, per produrre energia, avrebbe attinto dagli accumuli di grasso in eccesso, formatisi nel tempo. Ecco perché si dimagrisce... e nel modo giusto. Non si perde il muscolo, né la massa magra, non ci si disidrata. Si eliminano solo le riserve di grasso in eccesso.

LE FONTI DI ENERGIA DEL NOSTRO ORGANISMO

1. I **glucidi**, o carboidrati, rappresentano il "carburante" del nostro corpo.
2. I **lipidi** costituiscono invece il "carburante di riserva" e si trovano nelle cellule grasse, dette "adipociti".
3. Le **proteine** sono i costituenti fondamentali della cellula e si trovano nei muscoli, nelle ossa e in tutti gli organi interni.

Con una dieta bilanciata e un limitato apporto di carboidrati l'organismo brucia le riserve di glicogeno accumulate nel fegato e nei muscoli. In seguito, esaurite le riserve di glicogeno, attinge energia dal grasso di riserva.

Nelle prime due settimane ho quindi eliminato tutti gli alimenti che contengono carboidrati, comprese le caramelle o gomme "senza zucchero", perché stimolano l'appetito.

I carboidrati, infatti, aumentano la glicemia e di conseguenza l'insulina, che fa crescere il senso di fame. Con questo tipo di alimentazione diminuisce il desiderio di mangiare in continuazione e aumenta il senso di sazietà. Per questo non è difficile da seguire.

È vero che i primi quattro giorni mi sentivo stanca, ho pure pensato di non farcela, ma mi ripetevo continuamente di non demordere. Non è diminuita comunque l'energia mentale né la capacità di concentrazione (si deve pur continuare a lavorare!).

Subito dopo ho cominciato a sentirmi meglio. Non potendo consumare frutta (non prevista nelle prime due settimane), quando mi assaliva la "smania" di mangiare mi concedevo un finocchio o dei ravanelli (si veda "Verdura cotta o cruda consigliata") e cercavo di bere il più possibile. Mi sono accorta che bevendo molto riuscivo a placare lo stimolo della fame, e contemporaneamente aiutavo il mio corpo a perdere liquidi. Spesso la notte mi capitava di alzarmi per andare in bagno...

Inizialmente mangiare prosciutto a colazione, e soprattutto senza pane, mi sembrava improponibile, ma poi mi sono abituata, senza nemmeno dover ricorrere al pane azzimo (che potete trovare in qualsiasi panetteria o supermercato). Questo tipo di pane è l'unica eccezione che mi era stata concessa, qualora ne avessi sentito la necessità. A metà mattina prendevo uno yogurt scremato. All'ora di pranzo mangiavo sempre proteine con verdura, cotta e cruda. A metà pomeriggio uno yogurt scremato. La sera di nuovo proteine con verdura.

La mancanza di carboidrati, di zuccheri e di grassi avrebbe potuto crearmi qualche disagio. Per questo motivo mi è stato suggerito di assumere quotidianamente delle compresse di potassio e magnesio. Tra l'altro mi è stato spiegato che dopo i quarant'anni il magnesio andrebbe assunto tutti i giorni perché è una sorta di "ricostituente" delle cellule cerebrali.

Cosa importante, in questa prima fase della dieta ho evitato di fare attività fisica: mi sono concessa solo delle lunghe passeggiate a passo moderato per non affaticarmi.

QUALCHE NOTA CULTURALE

LA GLICEMIA

Rappresenta il valore di glucosio (zucchero) nel sangue, che varia dopo l'assorbimento di un alimento ricco di glucidi (pane, cereali, dolci, miele, farinacei).

Dopo un pasto con carboidrati, la glicemia aumenta e in tempi successivi torna verso i valori normali.

L'INSULINA

È un ormone che regola la glicemia e favorisce l'immagazzinamento degli zuccheri e dei grassi.

L'INDICE GLICEMICO

È un valore che corrisponde alla velocità di passaggio dei glucidi di un alimento dall'intestino al sangue. Più il passaggio è rapido, più l'indice glicemico è alto.

Questo valore può tuttavia variare a seconda del tipo di cottura. È preferibile la frutta cruda a quella cotta perché la presenza di fibre nella prima rallenta il passaggio degli zuccheri nel sangue.

GLI INTEGRATORI ALIMENTARI DA ASSUMERE DURANTE LA DIETA

Gli integratori alimentari favoriscono l'assunzione di determinati principi nutritivi.

Quando si segue una dieta, le riserve di grasso si sciolgono e la diuresi aumenta, ma con essa vengono eliminati anche alcuni minerali essenziali per l'organismo.

Il medico mi ha consigliato di integrare l'alimentazione con:

- potassio, che ho assunto quotidianamente;
- calcio: presente in latte, yogurt, formaggi, legumi secchi, vegetali a foglie verde scuro (prezzemolo, cicoria, spinaci, ecc...) e acqua minerale;
- magnesio, importante per la formazione dello scheletro, per l'attività nervosa e muscolare e per il metabolismo dei grassi. Questo minerale andrebbe inserito nell'alimentazione a partire dai quarant'anni.

L'apporto di vitamine e minerali è assicurato dal consumo di frutta, verdura, legumi e pesce, soprattutto azzurro, ricchissimo di omega-3.

COS'È IL METABOLISMO?

Il metabolismo è un insieme di reazioni chimiche che avvengono negli organismi viventi.

Nel processo si distinguono due fasi:

- **anabolismo, fase di sintesi o costruzione;**
- **catabolismo, fase di demolizione o scissione.**

Attraverso le varie fasi del metabolismo, l'organismo sfrutta l'energia contenuta negli alimenti.

Con il passare degli anni la capacità di "bruciare" ciò che si mangia si riduce. Maggiore è la quantità di grasso accumulato, più il metabolismo rallenta. Per riattivarlo occorre innanzitutto ridurre la massa grassa seguendo una corretta alimentazione e aumentare la massa magra muscolare facendo attività motoria.

Conoscere il proprio metabolismo costituisce la base primaria per programmare una sana alimentazione personalizzata a ogni età.

Il **metabolimetro** è uno strumento in grado di indicare la quantità di calorie giornaliere necessarie per vivere in salute e benessere. Permette, inoltre, di conoscere il consumo di ossigeno e la produzione di anidride carbonica di un individuo. L'esame consiste nel respirare all'interno dello strumento, che misura il volume di ossigeno introdotto con l'inspirazione e il volume di anidride carbonica eliminata con l'espirazione.

Il rapporto tra ossigeno e anidride carbonica, detto "quoziente respiratorio", indica il substrato energetico utilizzato dalle cellule per fornire energia vitale. Con il metabolimetro si stabilisce quindi se l'organismo "brucia" i carboidrati o i grassi.

IL SALE

Il temine scientifico del sale da cucina è cloruro di sodio. Ed è proprio il sodio che svolge importanti funzioni nell'organismo:

- interviene nel controllo della pressione arteriosa;
- favorisce la contrazione muscolare;
- interviene nella fisiologia di ciascuna cellula.

Quindi il sodio è un minerale indispensabile per il nostro corpo, ma attenzione a non esagerare con le quantità: troppo sale può, invece, diventare molto dannoso poiché può causare l'insorgere dell'ipertensione (pressione alta) e, provocando ritenzione di liquidi, della cellulite.

TIPI DI SALE

Oltre al sale marino c'è quello di salgemma, che proviene dalle miniere di sale.

Il sale marino si suddivide in vari tipi: oltre al **classico**, cioè quello raffinato, c'è quello **marino integrale**, che mantiene il contenuto di iodio, un minerale che contribuisce alla corretta funzionalità della tiroide.

In alternativa al sale marino integrale si può acquistare quello **iodato**, ossia con l'aggiunta di iodio.

ALIMENTI RICCHI DI SALE

Insaccati, cibi in scatola, salumi, formaggi, soprattutto quelli stagionati, ma anche il baccalà. Con questi alimenti è bene non utilizzare altro sale per insaporire o condire.

UN ALLEATO PER LA BELLEZZA DELLE NOSTRE GAMBE

Il sale può essere utile per sgonfiare le gambe e combattere la cellulite.

Immergetevi in una vasca piena d'acqua a cui avrete aggiunto 1 kg di sale marino integrale. A contatto con la pelle il sale e l'acqua innescano un processo di osmosi, l'organismo tende cioè a espellere i liquidi in eccesso, quelli che ristagnano nel tessuto sottocutaneo.

CARATTERI NUTRIZIONALI DELLA DIETA DELLA PRIMA SETTIMANA

La prima settimana è caratterizzata da una riduzione netta dei carboidrati. La giornata inizia con l'assunzione di alimenti proteici.

I carboidrati sono forniti dalla verdura cruda e cotta.

I depositi di glicogeno epatico vengono "scaricati" e utilizzati per mantenere attivo il metabolismo glucidico e lipidico; i depositi muscolari di glicogeno vengono utilizzati per il lavoro muscolare.

La riduzione dei depositi epatici e muscolari di glicogeno "libera" acqua e riduce la ritenzione idrica.

La funzionalità intestinale è favorita dalla riduzione complessiva del carico alimentare giornaliero, dalla presenza di un piatto unico a pranzo e a cena e dal modulo alimentare composto da cinque contatti giornalieri con il cibo. Lo yogurt, consumato come spuntino, ha la finalità di apportare batteri lattici per migliorare la funzionalità intestinale.

I pasti principali si aprono con un piatto di verdura cruda di stagione a porzione libera per il suo potere saziante (sensoriale e gastrico); i pasti principali prevedono, inoltre, un piatto di verdura cotta a completamento.

La verdura, cruda e cotta, è da intendersi come alimento vero e proprio, non come semplice "contorno". Gli ortaggi indicati apportano minerali, vitamine, fibra alimentare, acqua biologica, ma soprattutto nutrienti ad azione antiossidante nei confronti dei radicali liberi dell'ossigeno e dell'azoto che si formano durante la fase di dimagrimento (perdita della sola massa grassa). I nutrienti contenuti negli ortaggi, in particolare crudi, svolgono un'azione primaria per il controllo dell'acidità in questa fase.

La dose delle proteine e la riduzione dei carboidrati aumentano il dispendio energetico, che può influenzare il peso corporeo.

Il ritmo dei pasti giornalieri osserva il principio di mangiare ogni tre ore, con benefici per l'intestino e per il controllo della glicemia e della secrezione dell'insulina.

L'apporto calorico giornaliero è contenuto intorno alle 1000 calorie.

Lo schema alimentare della prima e della seconda settimana crea una condizione metabolica attiva, che favorisce una salutare perdita di peso corporeo.

È opportuno monitorare le condizioni fisiologiche soggettive mediante semplici esami del sangue: glicemia, azotemia, transaminasi, esame dell'urina e controllo della pressione.

È bene richiedere il parere del proprio medico di fiducia.

ELIMINARE LA MASSA GRASSA E RINFORZARE LA MASSA MAGRA

Se l'obiettivo è perdere peso e grassi, dobbiamo fare attenzione a non perdere i muscoli: **occorre quindi compensare con un corretto apporto di proteine**. Dimagrire vuol dire perdere solo massa grassa senza intaccare la massa magra muscolare.

Questo tipo di alimentazione produce nell'organismo una reazione chimica chiamata "chetogenesi": il corpo, ricevendo una dose controllata di carboidrati, attinge l'energia di cui ha bisogno dal grasso in eccesso, senza sciupare la pelle, regalando una sensazione di benessere e mantenendo intatta l'efficienza cerebrale. Il senso di fame diminuisce facendoci sentire naturalmente tonificati.

Non dimentichiamo inoltre che l'interruzione del consumo di alimenti zuccherati favorisce la perdita di peso. Maggiore è la massa grassa, più un individuo tenderà a trasformare i carboidrati ingeriti con l'alimentazione in acidi grassi, con conseguente aumento del peso corporeo.

MENU TIPO DELLA PRIMA SETTIMANA

COLAZIONE

- Prosciutto crudo magro o prosciutto cotto magro o bresaola
- Uovo alla coque (non più di 3 volte alla settimana)
- Tè verde o caffè non zuccherato

SPUNTINO MATTINO

- Yogurt bianco scremato e senza zucchero

PRANZO

- Verdura cruda a piacere (si veda "Verdura cotta o cruda consigliata" – porzione libera)
- Petto di pollo alla griglia (si veda "Piatto proteico consigliato")
- Verdura cotta a piacere (si veda "Verdura cotta ó cruda consigliata" – porzione libera)

SPUNTINO POMERIGGIO

- Yogurt bianco scremato e senza zucchero

CENA

- Verdura cruda a piacere (si veda "Verdura cotta o cruda consigliata" – porzione libera)
- Pesce alla griglia o bollito (si veda "Piatto proteico consigliato")
- Verdura cotta a piacere (si veda "Verdura cotta o cruda consigliata" – porzione libera)

BEVANDE CONSIGLIATE

2 litri minimo al giorno.

- Acqua liscia o frizzante a volontà

- Tè verde, tisane, infusi o caffè a volontà ma senza zucchero
- Le bevande "light" non sono consigliate, almeno in questa fase, perché stimolano l'assunzione di alimenti dolci

VERDURA COTTA O CRUDA CONSIGLIATA

A volontà, ma senza esagerare, e diversificando il più possibile.

Asparagi	Indivia o insalata belga
Bietole	Insalata verde
Broccoli	Melanzane
Cardi	Peperoni verdi
Cavolfiore	Radicchio
Cetrioli	Ravanelli
Crescione	Rucola
Finocchi	Sedano
Funghi	Spinaci
Germogli di soia	Verza

CONDIMENTO CONSIGLIATO

Si consiglia di preparare la razione giornaliera e di usarla man mano durante la giornata.

- 1-2 cucchiaini al giorno di olio extravergine di oliva e/o olio di lino crudo (per il buon contenuto di omega-3, acidi grassi insaturi protettivi del cuore, del sistema cardiovascolare e delle membrane cellulari)
- 1 cucchiaino di senape forte (senza zucchero)
- 1 cucchiaino di aceto e/o succo di limone
- Sale e pepe a volontà
- Aromi, spezie, erbe fini a volontà

PIATTO PROTEICO CONSIGLIATO

- Arrosto di tacchino (senza conservanti)
- Bresaola

- Carne di vitello magra
- Coniglio magro
- Omelette con erbette (basilico o prezzemolo)
- Pesce azzurro
- Tonno al naturale
- Würstel di pollo

Per le ricette di questa settimana potete consultare il ricettario nella seconda parte del testo.

Seconda settimana

Sono così arrivata alla seconda settimana! Per quanto riguarda i menu, rimangono valide le indicazioni dietetiche e nutrizionali della prima settimana.

Devo ammettere che non ho avuto tentazioni alimentari. Mi è capitato anche di avere occasioni conviviali, ma ho sempre cercato di scegliere cibi in linea con la dieta. Ai cocktail evitavo di mangiare patatine, noccioline, di solito una grande tentazione per me. Riuscivo a resistere anche perché ero fortemente motivata, dal momento che cominciavo a vedere i primi risultati, non tanto sulla bilancia, ma nell'insieme mi sentivo più sgonfia.

Sapevo, infatti, che all'inizio non avrei perso molto peso, solo qualche etto. Ma le differenze si vedevano: mi misuravo le circonferenze con il centimetro e i pantaloni mi stavano più comodi, non mi tiravano.

Continuavo a ripetermi, inoltre, le regole d'oro per chi vuole dimagrire, ovvero: perdere peso non troppo velocemente e ottenere risultati di lunga durata. Ma non solo! Il grande vantaggio sarebbe stato quello di trovare un equilibrio alimentare permanente, che nel tempo avrebbe migliorato il mio stato di salute e la qualità di vita. Troppe volte mi sono sentita stanca, affaticata, "pesante"... con quel senso di sonnolenza causato da una digestione lenta. Quando ci si sente in forma, anche il morale ne trae beneficio.

Sono sempre rimasta in contatto con il mio medico, anche se in realtà non ne avevo bisogno. Ma mi sentivo più tranquilla, poiché costituiva un punto di riferimento in caso di dubbi.

La seconda settimana ho seguito lo stesso regime alimentare della precedente, consapevole però che in quella successiva avrei finalmente potuto reinserire progressivamente alcuni alimenti, fino ad allora "vietati".

Ciò che mi ha stupito è che la pelle non perdeva di tono, né era secca. Anzi, migliorava nell'aspetto, e anche il colorito era più brillante.

DALLA COSMESI UN AIUTO PER LA PELLE

La pelle può essere considerata un "**terzo polmone**" poiché respira e opera continui scambi con l'ambiente circostante. Come abbiamo visto, per mantenere una pelle giovane e luminosa è particolarmente importante idratarla bevendo almeno 10 bicchieri di acqua al giorno e seguire una corretta alimentazione.

Tuttavia, fattori non solo climatici o meccanici ma anche "anagrafici" e malattie possono comprometterne la bellezza.

L'uso di prodotti specifici, che proteggano e nutrano la nostra pelle in piena sicurezza, è indispensabile per contrastare gli effetti del tempo.

Con l'ausilio dei cosmetici potete mantenere una pelle perfetta con tre semplici gesti:

- **Detergere**: preferite detergenti poco aggressivi, che non alterino il pH della pelle. L'utilizzo del guanto di crine, sotto la doccia, non solo imprime un massaggio naturale all'epidermide, ma contribuisce a eliminare le cellule morte. In alternativa, una volta ogni due settimane, potete effettuare uno scrub con un prodotto specifico che, grazie alla presenza di micrgranuli, aiuta a detergere in profondità la pelle eliminando residui, smog e cellule morte.

- **Idratare**: che sia normale, secca, grassa o mista, dovete scegliere l'idratante che meglio si addice alla vostra pelle. La crema idratante ha la particolare funzione di aiutare l'epidermide a trattenere l'acqua. Idratare può costituire, inoltre, un momento "intimo", da dedicare a voi stessi.
- **Proteggere**: prima dell'esposizione al sole, e anche durante l'inverno, è consigliabile applicare un prodotto che protegga dai raggi UV, responsabili dell'invecchiamento cutaneo, in base al vostro fototipo. Più la pelle è chiara, più il fattore di protezione dovrà essere alto.

Per quanto riguarda l'attività fisica, nella seconda settimana non ho potuto ancora riprendere la ginnastica o la corsa, come facevo d'abitudine, però ho continuato a camminare a passo sostenuto tutte le mattine per circa 30-40 minuti. Ho fatto attenzione a non sovraffaticare l'organismo e devo dire che, oltre a sentirmi più carica psicologicamente, ero anche più concentrata nel lavoro e quindi più fiera di me.

STAGIONALITÀ DELLE VERDURE

Asparagi: da marzo a giugno. Li cucino al vapore.

Cetrioli: da aprile ad agosto. Mi piace sgranocchiarli con una semplice salsina a base di basilico o formaggio bianco magro.

Finocchi: tutto l'anno. Crudi in insalata o cotti al vapore come contorno al pesce, con l'aggiunta di un po' di anice.

Funghi: tutto l'anno. Al vapore o in insalata.

Melanzane: da luglio a ottobre. Le cucino al vapore con dadini di pomodoro o alla griglia.

Pomodori: tutto l'anno. In insalata, cotti nella stagnola, in zuppa fredda o calda.

Porri: da ottobre ad aprile. Li preparo al vapore o in insalata.

Spinaci: tutto l'anno. Li utilizzo crudi in insalata o cotti al vapore.

Zucchine: tutto l'anno. Le cucino al vapore con succo di limone ed erbe.

METODI DI COTTURA

Cottura a bagnomaria: dispongo gli alimenti in un recipiente all'interno di una grande pentola piena d'acqua. In questo modo cuociono senza attaccarsi alla pentola, e soprattutto senza bisogno di condimento. L'acqua deve sobbollire e non superare mai il livello della pentola in cui è contenuto l'alimento. A fine cottura aggiungo olio extravergine di oliva a crudo.

Cottura al cartoccio: dispongo la verdura o il pesce nella carta stagnola, profumo con erbe aromatiche, succo di limone, senape, pomodoro, funghetti o del finocchio. Chiudo la carta e la metto nel forno o sul grill. Questo metodo consente di non usare grassi di cottura.

Cottura al forno: se si tratta di verdure, faccio delle formine condite solamente con succo di limone ed erbe aromatiche. Per la carne e il pesce utilizzo della carta da forno, per evitare che si attacchino, e condisco con poco olio, limone ed erbe aromatiche.

Cottura al vapore: è la cottura migliore per verdura e ortaggi freschi, pesce e carne tagliata sottile, perché conserva il gusto e i valori nutritivi. Per cuocere al vapore occorre portare poca acqua a ebollizione, porre sulla pentola l'apposito cestello bucherellato, che di solito poggia su due piedini, disporvi le verdure (o anche il pesce), coprire con un coperchio e cuocere a fuoco lento.

Cottura a microonde: permette una cottura rapida e saporita della verdura ricca di acqua, e mantiene le qualità nutrizionali della carne e del pesce.

Cottura in acqua bollente: io immergo semplicemente gli alimenti in acqua bollente, che non dev'essere molta per preservare le vitamine e i minerali. La cottura dev'essere breve e a fuoco alto, senza coperchio.

Cottura in pentola senza l'aggiunta di liquidi: utilizzo questo metodo per le verdure più acquose, tipo l'indivia o l'insalata belga, le zucchine, la lattuga, gli spinaci. Le cuocio in un recipiente chiuso (solitamente uso la pentola a pressione) con la fiamma al minimo per evitare che si attacchino. Quando è proprio necessario, durante la cottura aggiungo poca acqua.

Cottura sul grill: la utilizzo per pomodori, funghi, peperoni, zucchine, melanzane, ma anche per carne e pesce.

Frittura: è un metodo di cottura che utilizzo solo ogni tanto, senza abusarne. Ma, per mettere d'accordo gola e salute, seguo semplici accorgimenti: uso olio extravergine di oliva che, tra i grassi, è quello che resiste meglio alle alte temperature; preferisco padelle piuttosto fonde e larghe; scaldo bene l'olio, ma senza farlo fumare (altrimenti si formano composti tossici); taglio gli alimenti a pezzetti piccoli per farli dorare con il minimo assorbimento di grassi; aggiungo sale e spezie solo a fine cottura, quindi scolo con cura e tampono con carta assorbente da cucina.

IMPARIAMO A CONOSCERE LE ERBE AROMATICHE

Le piante aromatiche e le spezie hanno moltissime funzioni:

- riducono la necessità di usare sali e grassi;
- danno sapori nuovi ai piatti;
- stimolano l'appetito in modo naturale;
- facilitano la digestione;
- hanno numerose proprietà terapeutiche.

Alloro: ha proprietà antisettiche, sedative e stimolanti insieme. Lo uso nella preparazione di lessi e arrosti, per la carne, il pesce, le leguminose, i cibi marinati.

Aneto: lo utilizzo tutto l'anno nelle zuppe di verdura.

Anice: i suoi semi si usano interi o macinati per insaporire e rendere particolarmente digeribili pane, dolci e biscotti, ma anche le verdure. L'anice è digestivo e stimolante.

Basilico: in primavera ed estate aromatizza i condimenti e le zuppe. Lo utilizzo sempre a crudo.

Cannella: si acquista in sottili bastoncini di scorza essiccata di colore rosso-bruno (è preferibile alla polvere). La uso per insaporire i dolci e rendere più gustoso il "vin brûlé", il vino bollito con spezie e zucchero. Ha proprietà stimolanti e astringenti, nonché leggermente antisettiche.

Dragoncello: consente una cottura rapida e saporita della verdura ricca di acqua, mantenendone le qualità nutrizionali.

Erba cipollina: grazie al suo sapore delicato, è apprezzata anche da chi non tollera il gusto forte delle cipolle.

Maggiorana: insaporisce ogni tipo di piatto: carne, pesce, verdure e insalate.

Menta: si possono sfruttare le proprietà digestive, sedative, antisettiche e antispastiche della menta non solo aggiungendola a insalate e salse, ma anche preparando tisane. Dosi consigliate: per ogni tazza di acqua bollente lasciate in infusione 2 rametti di menta per 10 minuti.

Origano: quest'erba aromatica andrebbe usata ogni giorno. Ha proprietà toniche, stomachiche (corroboranti per lo stomaco) ed espettoranti (che favoriscono cioè l'espulsione del catarro dalle vie respiratorie). È inoltre un antispastico e un antisettico. Si usa per condire le insalate, i pomodori, la pizza, il pesce, la carne e le verdure cotte.

Peperoncino: particolarmente ricco di vitamina C, rinforza le difese immunitarie, in modo particolare nei riguardi delle malattie infettive.

Prezzemolo: fresco e tritato finemente, non dovrebbe mancare mai sulle nostre pietanze, sia crude sia cotte. Ha proprietà antianemiche, aperitive, depurative, diuretiche, stimolanti e toniche. I gambi possono essere usati per preparare una bevanda demineralizzante e rinfrescante (sia in decotto sia in infusione).

Rosmarino: io lo uso tutto l'anno per aromatizzare la carne e i condimenti. È sicuramente uno degli antiossidanti più potenti, che aiuta a mantenerci giovani.

Salvia: non solo è ottima per insaporire carne, pesce, tortelli, ma tritata finemente la si può utilizzare anche nelle salse e nelle insalate oppure in decotto come bevanda quotidiana, addolcita con una piccola quantità di miele.

Timo: è ottimo per insaporire pomodori, carni e pesci. Lo si può utilizzare fresco o secco, sbriciolato o intero sopra le verdure.

MENU TIPO DELLA SECONDA SETTIMANA

COLAZIONE

- Prosciutto crudo magro o prosciutto cotto magro o bresaola
- Uovo alla coque (non più di 3 volte alla settimana)
- Tè verde o caffè non zuccherato

SPUNTINO MATTINO

- Yogurt bianco scremato e senza zucchero

PRANZO

- Verdura cruda a piacere (si veda "Verdura cotta o cruda consigliata" – porzione libera)
- Petto di pollo alla griglia (si veda "Piatto proteico consigliato")
- Verdura cotta a piacere (si veda "Verdura cotta o cruda consigliata" – porzione libera)

SPUNTINO POMERIGGIO

- Yogurt bianco scremato e senza zucchero

CENA

- Verdura cruda a piacere (si veda "Verdura cotta o cruda consigliata" – porzione libera)
- Omelette con erbette: basilico o prezzemolo (si veda "Piatto proteico consigliato")
- Verdura cotta a piacere (si veda "Verdura cotta o cruda consigliata" – porzione libera)

BEVANDE CONSIGLIATE

2 litri minimo al giorno.

- Acqua liscia o frizzante a volontà

- Tè verde, tisane, infusi o caffè a volontà ma senza zucchero
- Le bevande "light" non sono consigliate, almeno in questa fase, perché stimolano l'assunzione di alimenti dolci

VERDURA COTTA O CRUDA CONSIGLIATA

A volontà, ma senza esagerare, e diversificando il più possibile.

Asparagi
Bietole
Broccoli
Cardi
Cavolfiore
Cetrioli
Crescione
Finocchi
Funghi
Germogli di soia
Indivia o insalata belga
Insalata verde
Melanzane
Peperoni verdi
Radicchio
Ravanelli
Rucola
Sedano
Spinaci
Verza

CONDIMENTO CONSIGLIATO

Si consiglia di preparare la razione giornaliera e di usarla man mano durante la giornata.

- 1-2 cucchiaini al giorno di olio extravergine di oliva e/o olio di lino crudo (per il buon contenuto di omega-3, acidi grassi insaturi protettivi del cuore, del sistema cardiovascolare e delle membrane cellulari)
- 1 cucchiaino di senape forte (senza zucchero)
- 1 cucchiaino di aceto e/o succo di limone
- Sale e pepe a volontà
- Aromi, spezie, erbe fini a volontà

PIATTO PROTEICO CONSIGLIATO

- Arrosto di tacchino (senza conservanti)
- Bresaola

- Carne di vitello magra
- Coniglio magro
- Omelette con erbette (basilico o prezzemolo)
- Pesce azzurro
- Tonno al naturale
- Würstel di pollo

Per le ricette di questa settimana potete consultare il ricettario nella seconda parte del testo.

QUALCHE CONSIGLIO UTILE

Sensazione di fame: è transitoria e si arresta nei primi giorni.

Vertigini: indicano che gli apporti di sale sono insufficienti. Bevete acqua minerale con residuo secco fisso superiore a 500 mg/l, cioè ricca di minerali, in particolare magnesio, calcio, potassio e sodio. È consentito usare sale da cucina addizionato di iodio sulle verdure.

Fatica, debolezza muscolare, crampi: integrate l'alimentazione con magnesio e potassio.

Mal di testa: è transitorio e può comparire nei primi giorni. Salate molto la verdura e aumentate il consumo di acqua minerale.

Rallentamento nella perdita di peso: può capitare nei giorni che precedono le mestruazioni, per la ritenzione idrica. Oscillazioni di 1 kg o più in una giornata avvengono per variazioni del contenuto idrico corporeo. Passato questo periodo, tutto torna nella normalità. Integrate l'alimentazione con magnesio.

Alito cattivo: è la conseguenza della produzione di scorie acide. Il consumo di frutta e verdura, di acqua minerale con pH superiore a 7 (controllate l'etichetta), di integratori alimentari con probiotici (batteri lattici) risolverà il problema! L'alitosi compare quando la saliva contiene un eccesso di scorie acide derivate dal metabolismo cellulare. Utilizzate degli sciacqui appositi ed evitate di consumare gomme da masticare o caramelle "senza zucchero".

Attenzione ai "peccati di gola": anche una minima quantità di dolci può bloccare la perdita di peso. Lo stato di chetosi durante il quale l'organismo brucia i grassi è indotto dall'apporto limitato di carboidrati e scatena una serie di reazioni biochimiche. L'introduzione di una considerevole quantità di zuccheri riporta il processo al punto di partenza. In questo caso dovrete attendere almeno 3 giorni perché il processo di dimagrimento ricominci.

Bevande autorizzate: bevete almeno 2 litri al giorno di acqua liscia o gassata, tè verde molto leggero, tisane, infusi, tutti rigorosamente senza zucchero. L'uso di succo di limone è utile per controllare l'acidità corporea e intestinale.

Terza settimana

CONSIGLI PER IL PERIODO DI "RIEDUCAZIONE ALIMENTARE"

Il **periodo di rieducazione alimentare** è una fase intermedia indispensabile tra il dimagrimento e il ritorno all'alimentazione libera.

Dopo le prime due settimane bisogna stare molto attenti alla reintroduzione degli alimenti contenenti carboidrati e all'aumento delle calorie: non devono essere troppo rapidi.

Dalla terza settimana saranno introdotti, progressivamente e secondo il loro indice glicemico, gli alimenti contenenti glucidi.

Questo lo schema:

- terza settimana: reinserimento alimentare della frutta;
- quarta settimana: reinserimento alimentare dei latticini e dei formaggi;
- quinta settimana: reinserimento alimentare del pane;
- sesta settimana: reinserimento alimentare della pasta, dei farinacei e dei legumi.

Questa tappa, importante per imparare a equilibrare meglio i pasti ed evitare di riprendere i chili persi, dev'essere considerata come un lavoro vero, che richiede una considerevole motivazione e forza di volontà.

La fase di stabilizzazione è la più importante nel proces-

so di dimagrimento. Consente di mantenere a lungo i risultati raggiunti.

Oltre a seguire il programma alimentare consigliato, non dimenticate di praticare attività fisica.

Finalmente sono arrivata alla fase di "rieducazione alimentare".

Devo dire che mi sono sentita piuttosto bene: sono riuscita a indossare di nuovo alcuni pantaloni che prima stringevano troppo. Una grande soddisfazione!

Ho cominciato a perdere peso, e non solo: il corpo ha iniziato a rimodellarsi perché, come ho già detto, con questa dieta si perde solo la massa grassa in eccesso e, ovviamente, nei punti dove ce n'è di più, quindi ginocchia, glutei, fianchi, punto vita, pancia e anche il doppio mento che, almeno nel mio caso, è sempre stato un problema.

Questa settimana ho reinserito la **frutta**.

Devo confessare che non mi è mai piaciuta tanto! Ho preferito quella di stagione a basso indice glicemico (ciliegie, prugne, pere, mele, pesche fresche, albicocche), evitando quella cotta, sciroppata, secca o spremuta, che in questa fase mi è stata sconsigliata dal mio medico.

Attenzione: nella settimana di rieducazione alimentare è permesso reinserire solo la frutta. Bisogna evitare tutti gli alimenti zuccherati e troppo calorici. Una reintroduzione troppo rapida e squilibrata determina automaticamente una ripresa del peso. Io sono stata molto disciplinata e i risultati mi hanno dato ragione!

Anche per questa settimana mi sono concessa lunghe passeggiate a passo veloce. Alla fine facevo sempre un po' di stretching per scongiurare il mal di schiena, di cui io soffro spesso.

CARATTERI NUTRIZIONALI DELLA DIETA DELLA TERZA SETTIMANA

Lo schema dietetico del modulo alimentare di base della prima e della seconda settimana viene confermato.

La dose delle proteine e dei lipidi si mantiene in linea con le settimane precedenti, con i loro effetti metabolici e ormonali finalizzati al recupero del peso forma.

La terza settimana prevede un incremento giornaliero dei carboidrati ottenuto dalle tre porzioni di **frutta** (circa ½ kg).

Dopo lo svuotamento del glicogeno epatico e muscolare realizzato nelle prime due settimane, con la dieta della terza settimana si inizia a introdurre una dose maggiore di carboidrati per sostenere il metabolismo cellulare nell'"ossidazione" dei grassi corporei.

MENU TIPO DELLA TERZA SETTIMANA

Introduzione della frutta

COLAZIONE

- Prosciutto crudo magro o prosciutto cotto magro o bresaola
- Uovo alla coque (non più di 3 volte alla settimana)
- Tè verde o caffè non zuccherato
- Un frutto tra quelli consigliati

SPUNTINO MATTINA

- Yogurt bianco scremato e senza zucchero

PRANZO

- Verdura cruda a piacere (si veda "Verdura cotta o cruda consigliata" – porzione libera)
- Petto di pollo alla griglia (si veda "Piatto proteico consigliato")
- Verdura cotta a piacere (si veda "Verdura cotta o cruda consigliata" – porzione libera)
- Un frutto tra quelli consigliati

SPUNTINO POMERIGGIO

- Yogurt bianco scremato e senza zucchero

CENA

- Verdura cruda a piacere (si veda "Verdura cotta o cruda consigliata" – porzione libera)
- Pesce alla griglia o bollito (si veda "Piatto proteico consigliato")
- Verdura cotta a piacere (si veda "Verdura cotta o cruda consigliata" – porzione libera)
- Un frutto tra quelli consigliati

BEVANDE CONSIGLIATE

2 litri minimo al giorno.

- Acqua liscia o frizzante a volontà.
- Tè verde, tisane, infusi o caffè a volontà ma senza zucchero
- Le bevande "light" non sono consigliate, almeno in questa fase, perché stimolano l'assunzione di alimenti dolci

VERDURA COTTA O CRUDA CONSIGLIATA

A volontà, ma senza esagerare, e diversificando il più possibile.

Asparagi
Bietole
Broccoli
Cardi
Cavolfiore
Cetrioli
Crescione
Finocchi
Funghi
Germogli di soia
Indivia o insalata belga
Insalata verde
Melanzane
Peperoni verdi
Radicchio
Ravanelli
Rucola
Sedano
Spinaci
Verza

Da questa settimana è possibile inserire delle verdure non consentite nelle prime due settimane:

Carciofi
Carote
Cavoletti di Bruxelles
Cavolo
Cavolo rosso
Fagiolini
Peperoni rossi
Pomodori
Porri
Rape
Zucca
Zucchine

FRUTTA CONSIGLIATA

Tutta la frutta, ma senza esagerare: 1 arancia, 1 mela, 1 pera e 125 g per gli altri frutti.

Attenzione: ***la frutta cotta, sciroppata, secca o spremuta è per il momento sconsigliata.***

CONDIMENTO CONSIGLIATO

Si consiglia di preparare la razione giornaliera e di usarla man mano durante la giornata.

- 1-2 cucchiaini al giorno di olio extravergine di oliva e/o olio di lino crudo (per il buon contenuto di omega-3, acidi grassi insaturi protettivi del cuore, del sistema cardiovascolare e delle membrane cellulari)
- 1 cucchiaino di senape forte (senza zucchero)
- 1 cucchiaino di aceto e/o succo di limone
- Sale e pepe a volontà
- Aromi, spezie, erbe fini a volontà

PIATTO PROTEICO CONSIGLIATO

Uno a scelta tra quelli proposti.

- 2 uova
- 120 g di carne magra: manzo, vitello, cacciagione, fegato
- 130 g di pollame, coniglio
- 150 g di pesce e prodotti di mare
- 80 g di prosciutto cotto magro
- 60 g di prosciutto cotto magro + 1 uovo
- 60 g di prosciutto cotto magro + 1 yogurt scremato
- 1 uovo + 1 yogurt scremato

Per le ricette di questa settimana potete consultare il ricettario nella seconda parte del testo.

Quarta settimana

Il mio viaggio di rieducazione alimentare di questa settimana è arrivato al reinserimento dei **latticini**. Lo yogurt è comunque sempre stato presente nella mia dieta, anche durante la fase più restrittiva, ma ho potuto ricominciare a mangiare alcuni formaggi, che tra l'altro mi piacciono molto!

LO YOGURT

Lo yogurt, cioè il latte fermentato da batteri lattici, è uno degli alimenti più sani che esistano: infatti contiene tutti i nutrienti del latte (proteine, calcio e vitamine), resi più digeribili dal processo di fermentazione.

Lo yogurt fornisce una notevole quantità di vitamine del gruppo B (preziose alleate della bellezza poiché aiutano a mantenere la pelle sana) e fermenti lattici. Proprio grazie alla loro presenza, è indicato in caso di pelle impura e di stipsi, in quanto i batteri lattici riequilibrano la flora batterica, regolarizzando l'intestino.

Sono felice di non aver avvertito il senso di fame, tenuto sempre sotto controllo. Non è facile per una come me, che ama la buona cucina, rinunciare a un piatto di pasta con le melanzane, a delle appetitose tagliatelle al ragù o a una gustosa pizza napoletana, che è la mia grande passione! Ma ho resistito facilmente per due motivi: innanzitutto per i risultati che stavo raggiungendo, e che non avevo alcuna voglia di vanificare; e poi perché ero consapevole del fatto che tanti sacrifici non sarebbero durati per sempre. Sapevo che di lì a qualche giorno avrei avuto la possibilità di reinserire il pane e la pasta! Tutto questo, ovviamente, nel rispetto dei tempi prescritti, che permette, come per miracolo, di riprendere a mangiare un po' di tutto (in modica quantità) senza riacquistare peso.

È stata questa la cosa più straordinaria del mio viaggio alimentare: non ho ripreso neanche un etto dei chili che ho perso, mangiando praticamente quasi di tutto.

Per quanto concerne l'attività fisica, dopo aver fatto degli esercizi di riscaldamento, ho potuto ricominciare a correre: una corsa lenta, che non mi ha mai dato la sensazione di avere il battito cardiaco accelerato. Dopo questa corsa molto dolce, che non altera in alcun modo la frequenza cardiaca naturale, mi è stato consigliato di fare sempre almeno 10-15 minuti di esercizi di stretching.

CONSIGLI PER PERDERE PESO CON L'ESERCIZIO FISICO

I tre passaggi obbligatori sono:

- **RISCALDAMENTO**
- **RECUPERO**
- **STRETCHING**

Il **riscaldamento** va effettuato per almeno 10 minuti all'inizio dell'attività fisica.

Partite dalla testa eseguendo dei movimenti circolari. Scendete alle braccia e infine ai polsi. Fate ruotare il bacino, poi ginocchia e caviglie. Eseguite dei saltelli sul posto per qualche minuto. In questo modo eviterete strappi muscolari o problemi articolari.

Almeno altri 10 minuti vanno dedicati al **recupero** dopo l'attività a una FC (frequenza cardiaca) corrispondente al 50% della FCM (frequenza cardiaca massima). Controllate il battito cardiaco.

Lo **stretching** permette di distendere i muscoli che hanno lavorato. Iniziate dalle braccia, quindi passate alla schiena e infine alle gambe.

Fate delle pause tra i vari esercizi.

Gli stiramenti sono importanti e devono essere eseguiti correttamente con l'aiuto di un buon insegnante, almeno all'inizio.

L'ATTIVITÀ FISICA

Per ottenere un risultato migliore, oltre alla dieta è necessario svolgere almeno 40 minuti di attività fisica giornaliera.

Ciò è particolarmente vero durante la fase di stabilizzazione, per tonificare i muscoli.

Ma non tutti gli sport sono uguali...

Il nostro organismo non utilizza sempre lo stesso "carburante": per gli esercizi di intensità elevata o di breve durata impiega il glucosio, che viene rapidamente ricostituito mediante l'alimentazione; per esercizi più moderati e di lunga durata utilizza i lipidi.

Quali scegliere?

Occorre scegliere uno sport di "resistenza" da praticare a velocità moderata per almeno 20 minuti:

- corsa a piedi lenta, jogging;
- pattinaggio;
- bicicletta su strada (10 km; in casa, con la cyclette, li potete fare anche in 2-3 tappe);
- nuoto;
- canottaggio in sala e non;
- canoa;
- step (in casa, un ottimo esercizio è salire/scendere le scale per almeno 30 minuti oppure salire e scendere da una pedana);
- 10.000 passi al giorno (dotatevi di un semplice contapassi).

CARATTERI NUTRIZIONALI DELLA DIETA DELLA QUARTA SETTIMANA

Lo schema dietetico del modulo alimentare di base della prima, seconda e terza settimana viene confermato.

La quarta settimana prevede l'inserimento nel modulo alimentare giornaliero dei **latticini** e dei **formaggi**.

L'apporto calorico giornaliero nella quarta settimana è maggiore per l'inserimento di formaggi con una materia grassa pari, o meglio inferiore, al 20% del loro peso.

Il dispendio energetico indotto dalle proteine della dieta settimanale contribuisce alla perdita di peso corporeo.

La dose giornaliera di carboidrati, fornita dalla frutta e dalla verdura, si mantiene stabile rispetto alla terza settimana, per favorire l'ossidazione dei grassi corporei.

La presenza in abbondanti quantità di verdura cruda e cotta e di frutta apporta nutrienti ad azione antiossidante e antiacidità corporea, nonché minerali, vitamine, fibra alimentare, acqua biologica e molecole nutraceutiche.

MENU TIPO DELLA QUARTA SETTIMANA

Introduzione di latticini e formaggi

COLAZIONE

- Prosciutto crudo magro o prosciutto cotto magro o bresaola
- Uovo alla coque (non più di 3 volte alla settimana)
- Tè verde o caffè non zuccherato
- Un frutto tra quelli consigliati

SPUNTINO MATTINA

- Yogurt bianco scremato e senza zucchero

PRANZO

- Verdura cruda a piacere (si veda "Verdura cotta o cruda consigliata" – porzione libera)
- Petto di pollo alla griglia (si veda "Piatto proteico consigliato")
- Verdura cotta a piacere (si veda "Verdura cotta o cruda consigliata" – porzione libera)
- Fiocchi di latte magro (100 g) o altri formaggi con materia grassa inferiore al 20% (si veda l'elenco oppure si leggano le etichette dei formaggi)
- Un frutto tra quelli consigliati

SPUNTINO POMERIGGIO

- Yogurt bianco scremato e senza zucchero

CENA

- Verdura cruda a piacere (si veda "Verdura cotta o cruda consigliata" – porzione libera)
- Pesce alla griglia o bollito (si veda "Piatto proteico consigliato")

- Verdura cotta a piacere (si veda "Verdura cotta o cruda consigliata" – porzione libera)
- Un frutto tra quelli consigliati

BEVANDE CONSIGLIATE

2 litri minimo al giorno.

- Acqua liscia o frizzante a volontà
- Tè verde, tisane, infusi o caffè a volontà ma senza zucchero
- Le bevande "light" non sono consigliate, almeno in questa fase, perché stimolano l'assunzione di alimenti dolci

VERDURA COTTA O CRUDA CONSIGLIATA

A volontà, ma senza esagerare, e diversificando il più possibile.

Asparagi
Bietole
Broccoli
Carciofi
Cardi
Carote
Cavoletti di Bruxelles
Cavolfiore
Cavolo
Cavolo rosso
Cetrioli
Crescione
Fagiolini
Finocchi
Funghi
Germogli di soia
Indivia o insalata belga
Insalata verde
Melanzane
Peperoni rossi
Peperoni verdi
Pomodori
Porri
Radicchio
Rape
Ravanelli
Rucola
Sedano
Spinaci
Verza
Zucca
Zucchine

FRUTTA CONSIGLIATA

Tutta la frutta, ma senza esagerare: 1 arancia, 1 mela, 1 pera e 125 g per gli altri frutti.

Attenzione: la frutta cotta, sciroppata, secca o spremuta è per il momento sconsigliata.

LATTICINI E PRODOTTI CASEARI CONSIGLIATI (FORMAGGI CON MATERIA GRASSA INFERIORE AL 20%)

- Caciottina fresca
- Fiocchi di latte
- Fior di latte
- Mozzarella vaccina
- Primo sale
- Ricotta vaccina
- Stracchino

CONDIMENTO CONSIGLIATO

Si consiglia di preparare la razione giornaliera e di usarla man mano durante la giornata.

- 1-2 cucchiaini al giorno di olio extravergine di oliva e/o olio di lino crudo (per il buon contenuto di omega-3, acidi grassi insaturi protettivi del cuore, del sistema cardiovascolare e delle membrane cellulari)
- 1 cucchiaino di senape forte (senza zucchero)
- 1 cucchiaino di aceto e/o succo di limone
- Sale e pepe a volontà
- Aromi, spezie, erbe fini a volontà

PIATTO PROTEICO CONSIGLIATO

Uno a scelta tra quelli proposti.

- 2 uova
- 120 g di carne magra: manzo, vitello, cacciagione, fegato

- 130 g di pollame, coniglio
- 150 g di pesce e prodotti di mare
- 80 g di prosciutto cotto magro
- 2 yogurt magri o 100 g di formaggio magro al 20% di materia grassa
- 60 g di prosciutto cotto magro + 1 uovo
- 60 g di prosciutto cotto magro + 1 yogurt scremato
- 1 uovo + 1 yogurt scremato

Per le ricette di questa settimana potete consultare il ricettario nella seconda parte del testo.

Quinta settimana

Questa settimana ho potuto reinserire il **pane**. Quando ho iniziato questo regime alimentare pensavo che fosse molto difficile mangiare senza pane, ma ho dovuto ricredermi! Devo dire, tra l'altro, che ne ho mangiato molto meno rispetto alla quantità consentita, perché non ne sentivo più la necessità.

Giunta quasi alla fine della dieta, ciò che mi ha colpito maggiormente, oltre alla perdita di peso, era l'aspetto della mia pelle! La pelle è estremamente influenzata dai cibi che assumiamo.

La giusta chiave metabolica per rimettere in forma l'organismo e recuperare il peso corporeo ideale è tenere sotto controllo la secrezione di insulina. Questo ormone è prodotto dal pancreas in risposta ai carboidrati ingeriti. Più alta è la dose di carboidrati, in particolare alimenti a elevato indice glicemico, maggiore sarà la secrezione di insulina, responsabile dell'accumulo adiposo. Controllando la secrezione di insulina si ha, invece, perdita di grasso corporeo. Per tenerla sotto controllo occorre diminuire, nella giusta dose, la quantità di carboidrati giornalieri assunti aumentando, sempre nella giusta dose, le proteine.

L'insulina, inoltre, quando viene stimolata da un eccesso di carboidrati raffinati, può anche innescare fenomeni infiammatori in vari organi del corpo. Un'elevata produzione di insulina contribuisce alla decadenza fisica ed estetica del nostro organismo, pregiudica la bellezza della pelle, provoca la pressione alta e, con il tempo, può danneggiare anche le arterie. Per questo motivo il dietologo mi ha sempre esortato a scegliere alimenti contenenti carboidrati complessi a basso indice glicemico, utili a fornirmi l'energia di cui ho bisogno e a mantenere nella norma i valori della glicemia nel sangue.

Per quanto riguarda l'attività fisica, ho continuato con la corsa leggera evitando di affaticare il battito cardiaco. Devo confessare che non è stato facile ritrovare l'energia e il vigore per riprendere le abitudini che avevo abbandonato per qualche settimana. Sapevo però che ricominciando a correre mi sarei sentita sicuramente meglio e anche l'aspetto esteriore ne avrebbe tratto giovamento. Per farmi coraggio e trovare l'energia necessaria, mi ripetevo continuamente che "**l'attività fisica giova alla circolazione, aiuta l'organismo a metabolizzare meglio ciò che mangiamo e mantiene il livello degli zuccheri equilibrato**". Tra l'altro, innumerevoli studi dimostrano che la stragrande maggioranza delle malattie croniche può essere ritardata o evitata mediante un regolare esercizio fisico.

La corsa è innegabilmente un grandissimo aiuto per la salute e per la bellezza!

CONSIGLI PER CHI INIZIA UN'ATTIVITÀ FISICA

Quando si inizia un'attività fisica, si è tentati di andare troppo veloci: ricordatevi che è al raggiungimento della frequenza cardiaca (FC) specifica che si dimagrisce di più (si veda la tabella a pagina 79).

Se siete fuori allenamento e la FC è alta, riducete l'attività. Se state correndo, per esempio, rallentate il passo fino a camminare.

Acquistate un cardiofrequenzimetro in un negozio di articoli sportivi, vi sarà di aiuto per controllare la frequenza cardiaca durante l'esercizio fisico.

Un piccolo test: il consumo dei lipidi richiede meno ossigeno rispetto ai glucidi. Se riuscite a parlare durante l'esercizio fisico, è perché vi rimane una riserva di ossigeno e quindi state consumando i lipidi!

Per bruciare 1 g di grasso corporeo occorrono ben 2 litri di ossigeno. Dotatevi di un pulsossimetro oppure fate da fermi, in ambiente ben aerato, questa ginnastica respiratoria: inspirate profondamente facendo dilatare la gabbia toracica senza alzare le spalle, trattenete il respiro per alcuni secondi, quindi espirate espellendo quanta più aria dai polmoni. Dopo 1-2 minuti circa di questo esercizio avvertirete una leggera vertigine: sta a significare che al cervello è arrivata una maggiore quantità di ossigeno. E com'è arrivato al cervello, così avrà raggiunto ogni tessuto e organo del vostro organismo. L'ossigeno aiuterà il metabolismo cellulare a "bruciare" i lipidi e a farvi dimagrire. L'ossigeno è un nutriente essenziale per dimagrire. Senza o con una ridotta quantità di ossigeno nel sangue e nelle cellule l'organismo è come una candela sotto una campana di vetro: la candela si spegne quando l'ossigeno finisce. Allora non spegnete la vostra vitalità, riducendo l'ossigeno nelle cellule. Saper respirare è indispensabile per restare in salute e mantenere attivo il metabolismo cellulare.

Un'altra abitudine che non ho mai trascurato durante questo periodo è stata quella di bere circa 10 bicchieri di acqua al giorno. L'acqua non serve soltanto a togliere la sete, ma a trasportare le sostanze nutritive verso le cellule dell'organismo, inoltre aiuta a eliminare le tossine e contribuisce al regolare funzionamento del sistema immunitario.

L'ACQUA: UN PREZIOSO AIUTO PER LA NOSTRA PELLE

Circa il 70% della pelle è costituito da acqua.

Particolari condizioni climatiche (come caldo secco o vento) o l'uso di prodotti chimici (come saponi o cosmetici inadatti) possono disidratare la pelle. Private dell'acqua, le cellule s'induriscono e si seccano. In superficie la pelle assume un aspetto opaco e secco e, in caso di disidratazione intensa, presenta piccole strisce trasversali o desquamazioni. In questo caso è indispensabile assumere acqua per incrementare il tasso di idratazione epidermica. Gli esperti raccomandano di bere almeno 2 litri di acqua al giorno per mantenere la pelle luminosa, idratata e quindi elastica.

QUAL È LA FREQUENZA CARDIACA GIUSTA PER PERDERE PESO CON L'ESERCIZIO FISICO?

Mantenere il battito cardiaco giusto durante l'attività fisica contribuisce a eliminare il grasso in eccesso. Molto utile allo scopo è l'uso di un cardiofrequenzimetro.

La FCM (frequenza cardiaca massima) è la frequenza cardiaca corrispondente al massimo sforzo. Durante l'attività motoria non è salutare superare questo limite!

Il suo valore è fisso e diminuisce con l'età. Ecco come si calcola:

FCM = 220 – numero degli anni compiuti (età anagrafica)

Cominciamo a consumare i lipidi quando la nostra frequenza cardiaca corrisponde al 60-70% della FCM.

Età	FCM	FC specifica (utilizzo dei lipidi)	FC riscaldamento e ritorno al riposo
20 – 30	200 – 190	150 – 130	100
30 – 40	190 – 180	110 – 125	95
40 – 50	180 – 170	100 – 120	90
50 – 60	170 – 160	95 – 110	85
60 – 70	160 – 150	90 – 105	80

CARATTERI NUTRIZIONALI DELLA DIETA DELLA QUINTA SETTIMANA

Il modulo alimentare giornaliero della quinta settimana è caratterizzato da un significativo incremento della dose di carboidrati in seguito alla reintroduzione del **pane** e dei **cereali**. Occorre comunque optare per un pane confezionato con farina di grano tenero.

Durante questa settimana viene consolidato l'incremento dei carboidrati dall'inizio della dieta, che dopo una prima fase di "svuotamento" di glicogeno dal fegato e dai muscoli in seguito alla riduzione di glucidi porterà, in una sorta di "progressione" alimentare, al reinserimento della pasta e dei legumi, programmato nella sesta settimana.

Lo schema dietetico giornaliero conferma il ruolo saziante (sensoriale e gastrico) della verdura cruda e cotta, alimento vero e proprio e non semplice contorno privo di valore nutrizionale.

Viene introdotto lo yogurt tra le opzioni per la colazione.

La frutta è presente a colazione e negli spuntini della mattina e del pomeriggio.

La dose di proteine e lipidi viene confermata per il loro effetto di termogenesi, in grado di incrementare il dispendio energetico complessivo dell'organismo.

MENU TIPO DELLA QUINTA SETTIMANA

Introduzione di cereali e pane

COLAZIONE

- Prosciutto crudo magro o prosciutto cotto magro o bresaola
- Uovo alla coque (non più di 3 volte alla settimana) oppure yogurt scremato e senza zucchero
- Tè verde o caffè non zuccherato
- 2 fette biscottate integrali oppure 30 g di cereali senza zucchero (in fiocchi, non soffiati e non in petali)
- Un frutto tra quelli consigliati

SPUNTINO MATTINA

- Un frutto tra quelli consigliati

PRANZO

- Verdura cruda a piacere (si veda "Verdura cotta o cruda consigliata" – porzione libera)
- Petto di pollo alla griglia (si veda "Piatto proteico consigliato")
- Fiocchi di latte magro (100 g) o altri formaggi con materia grassa inferiore al 20% (si veda l'elenco oppure si leggano le etichette dei formaggi)
- 2 fettine di pane integrale

SPUNTINO POMERIGGIO

- Un frutto tra quelli consigliati

CENA

- Verdura cruda a piacere (si veda "Verdura cotta o cruda consigliata" – porzione libera)

- Pesce alla griglia o bollito (si veda "Piatto proteico consigliato")
- Verdura cotta a piacere (si veda "Verdura cotta o cruda consigliata" – porzione libera)
- 2 fettine di pane integrale

BEVANDE CONSIGLIATE

2 litri minimo al giorno

- Acqua liscia o frizzante a volontà
- Tè verde, tisane, infusi o caffè a volontà ma senza zucchero
- Le bevande "light" non sono consigliate, almeno in questa fase, perché stimolano l'assunzione di alimenti dolci

VERDURA COTTA O CRUDA CONSIGLIATA

A volontà, ma senza esagerare, e diversificando il più possibile.

Asparagi
Bietole
Broccoli
Carciofi
Cardi
Carote
Cavoletti di Bruxelles
Cavolfiore
Cavolo
Cavolo rosso
Cetrioli
Crescione
Fagiolini
Finocchi
Funghi
Germogli di soia
Indivia o insalata belga
Insalata verde
Melanzane
Peperoni rossi
Peperoni verdi
Pomodori
Porri
Radicchio
Rape
Ravanelli
Rucola
Sedano
Spinaci
Verza
Zucca
Zucchine

FRUTTA CONSIGLIATA

Tutta la frutta, ma senza esagerare: 1 arancia, 1 mela, 1 pera e 125 g per gli altri frutti.

Attenzione: *la frutta cotta, sciroppata, secca o spremuta è per il momento sconsigliata*.

LATTICINI E PRODOTTI CASEARI CONSIGLIATI (FORMAGGI CON MATERIA GRASSA INFERIORE AL 20%)

- Caciottina fresca
- Fiocchi di latte
- Fior di latte
- Mozzarella vaccina
- Primo sale
- Ricotta vaccina
- Stracchino

CONDIMENTO CONSIGLIATO

Si consiglia di preparare la razione giornaliera e di usarla man mano durante la giornata.

- 1-2 cucchiaini al giorno di olio extravergine di oliva e/o olio di lino crudo (per il buon contenuto di omega-3, acidi grassi insaturi protettivi del cuore, del sistema cardiovascolare e delle membrane cellulari)
- 1 cucchiaino di senape forte (senza zucchero)
- 1 cucchiaino di aceto e/o succo di limone
- Sale e pepe a volontà
- Aromi, spezie, erbe fini a volontà

PIATTO PROTEICO CONSIGLIATO

Uno a scelta tra quelli proposti.

- 2 uova
- 120 g di carne magra: manzo, vitello, cacciagione, fegato
- 130 g di pollame, coniglio

- 150 g di pesce e prodotti di mare
- 80 g di prosciutto cotto magro
- 2 yogurt magri o 100 g di formaggio magro al 20% di materia grassa
- 60 g di prosciutto cotto magro + 1 uovo
- 60 g di prosciutto cotto magro + 1 yogurt scremato
- 1 uovo + 1 yogurt scremato

PANE O EQUIVALENTI

2 fette di pane integrale = 2 fette biscottate integrali = 30 g di cereali senza zucchero (in fiocchi, non soffiati e non in petali)

Per le ricette di questa settimana potete consultare il ricettario nella seconda parte del testo.

Sesta settimana

Quando ho iniziato la sesta settimana mi sono resa conto che ero quasi alla fine del mio "viaggio". Ho riscoperto la meravigliosa sensazione di benessere che ti viene dal sentirti "asciugata". È una percezione che migliora anche il tono dell'umore perché ritrovi l'autostima: "Ce l'ho fatta" pensi. "Sono riuscita a liberarmi dell'emotività che mi spingeva spesso a compensare ogni piccola contrarietà con il cibo." Quando avvertivo il desiderio di mangiare qualcosa, sorseggiavo una tazza di tè o un bicchiere d'acqua, anche gassata.

Adesso, ogni volta che mi sveglio con le borse sotto gli occhi, ripenso a che cos'ho mangiato la sera prima e puntualmente mi rendo conto che ho ceduto a qualche tentazione, come per esempio le noccioline, che mi piacciono da impazzire, ma che sono piene di sale. Il sale ritiene l'acqua nei tessuti, ecco perché compaiono all'istante le borse sotto gli occhi!

Dalla sesta settimana ho ricominciato a mangiare la **pasta** e i **legumi**.

La quantità che mi è stata consigliata è 60-70 g al massimo (il peso si riferisce al prodotto a crudo) non più di 2-3 volte la settimana. Insieme a pasta e legumi ho ricominciato a mangiare anche le **patate**, che mettevo nelle zuppe o preparavo in insalata nei giorni in cui non mangiavo la pasta, senza superare la dose di 150 g.

Ho fatto sempre molta attenzione ai condimenti: usavo olio extravergine di oliva, pomodoro, prezzemolo o basilico (gli ultimi due sempre a crudo, senza farli cuocere) e uno spicchio di aglio intero, che toglievo a fine cottura.

Da questa settimana ho ricominciato anche a fare un po' di ginnastica con i pesi: solitamente utilizzo pesi da 3 kg (quando voglio osare, utilizzo quelli da 4), con cui alleno braccia, spalle e fianchi. I pesi sono un valido aiuto non solo per mantenersi in forma, ma anche per sviluppare i muscoli e ottenere così una figura più snella e tonica, poiché il muscolo è molto meno voluminoso del grasso. Sviluppare la massa muscolare (e non parlo di uno sviluppo muscolare eccessivo) non solo serve a migliorare il rapporto muscolo/massa grassa, ma contribuisce anche a smaltire il grasso stesso e ad aumentare il metabolismo basale. Inoltre, un allenamento costante con i pesi aumenta il trofismo osseo, con conseguente azione preventiva nei confronti dell'osteoporosi.

Non pensate che anche solo per questi benefici valga la pena di impegnarsi un pochino di più?

Il vero problema infatti è la costanza. Superati i primi tempi, comunque, diventa tutto quasi automatico!

QUALCHE CURIOSITÀ

- **Bicicletta, pattinaggio**: utilizzano i lipidi se praticati alla FC specifica, altrimenti usano i glucidi.
- **Body building**: scolpisce il corpo attraverso esercizi ripetuti in serie e separati da brevi pause. Per ridurre la pancia, per esempio, potete effettuare alcune decine di flessioni addominali.

- **Sport collettivi**: in genere si tratta di esercizi dinamici, ma non aiutano a dimagrire.
- **Sport di "duello"** (per esempio, il tennis): di solito, obbligando al confronto con un avversario, inducono a superare i propri limiti. Fate attenzione, quindi!
- **Sport in palestra**: spesso ci si precipita in palestra per seguire corsi di aerobica, o di pump. Questi esercizi di gruppo richiedono un grande dispendio di energia e di ossigeno, quindi si consuma solo glucosio. Fanno aumentare la massa muscolare, ma sono inutili per perdere peso.
- **Mountain bike**: pur stancante a livello muscolare, non aiuta a dimagrire.

CARATTERI NUTRIZIONALI DELLA DIETA DELLA SESTA SETTIMANA

Il modulo alimentare giornaliero della sesta settimana mantiene le integrazioni progressive degli alimenti stabilite nelle settimane precedenti e completa la cornice nutrizionale inserendo la **pasta alimentare** e i **legumi**.

La dose giornaliera di carboidrati raggiunge il livello ottimale pur in presenza di dosi generose di proteine.

In questa settimana si completa la seconda fase dietetica: attraverso la "ricarica" di carboidrati (pane, cereali, pasta e legumi) viene raggiunto un modello di alimentazione equilibrata sia per l'apporto energetico giornaliero sia per quello nutrizionale.

Una volta terminato il percorso dietetico e in caso di recupero del peso forma, potrete iniziare il "programma di riequilibrio e di mantenimento alimentare" previsto nella settima settimana. Nel caso invece non abbiate raggiunto il peso forma desiderato, vi consiglio di iniziare di nuovo il percorso dalla prima settimana.

MENU TIPO DELLA SESTA SETTIMANA

Introduzione di pasta alimentare e legumi

COLAZIONE

- Prosciutto crudo magro o prosciutto cotto magro o bresaola
- Uovo alla coque (non più di 3 volte alla settimana) oppure yogurt scremato e senza zucchero
- Tè verde o caffè non zuccherato
- 2 fette biscottate integrali oppure 30 g di cereali senza zucchero (in fiocchi, non soffiati e non in petali)
- Un frutto tra quelli consigliati

SPUNTINO MATTINA

- Un frutto tra quelli consigliati

PRANZO

- Verdura cruda a piacere (si veda "Verdura cotta o cruda consigliata" – porzione libera)
- 50-70 g (il peso si riferisce al prodotto a crudo) di pasta con legumi oppure un piatto di legumi oppure un piatto di pasta (massimo 3 volte alla settimana)
- Petto di pollo alla griglia (si veda "Piatto proteico consigliato")
- Verdura cotta a piacere (si veda "Verdura cotta o cruda consigliata" – porzione libera)
- 2 fettine di pane integrale

SPUNTINO POMERIGGIO

- Un frutto tra quelli consigliati

CENA

- Verdura cruda a piacere (si veda "Verdura cotta o cruda consigliata" – porzione libera)
- Pesce alla griglia o bollito (si veda "Piatto proteico consigliato")
- Verdura cotta a piacere (si veda "Verdura cotta o cruda consigliata" – porzione libera)
- Fiocchi di latte magro (100 g) o altri formaggi con materia grassa inferiore al 20% (si veda l'elenco oppure si leggano le etichette dei formaggi)
- 2 fettine di pane integrale

BEVANDE CONSIGLIATE

2 litri minimo al giorno.

- Acqua liscia o frizzante a volontà
- Tè verde, tisane, infusi o caffè a volontà ma senza zucchero
- Le bevande "light" non sono consigliate, almeno in questa fase, perché stimolano l'assunzione di alimenti dolci

VERDURA COTTA O CRUDA CONSIGLIATA

A volontà, ma senza esagerare, e diversificando il più possibile.

Asparagi
Bietole
Broccoli
Carciofi
Cardi
Carote
Cavoletti di Bruxelles
Cavolfiore
Cavolo
Cavolo rosso
Cetrioli
Crescione
Fagiolini
Finocchi
Funghi
Germogli di soia
Indivia o insalata belga
Insalata verde
Melanzane
Peperoni rossi
Peperoni verdi
Pomodori

Porri
Radicchio
Rape
Ravanelli
Rucola
Sedano
Spinaci
Verza
Zucca
Zucchine

FRUTTA CONSIGLIATA

Tutta la frutta, ma senza esagerare: 1 arancia, 1 mela, 1 pera e 125 g per gli altri frutti.

Attenzione*: la frutta cotta, sciroppata, secca o spremuta è per il momento sconsigliata.*

LATTICINI E PRODOTTI CASEARI CONSIGLIATI (FORMAGGI CON MATERIA GRASSA INFERIORE AL 20%)

- Caciottina fresca
- Fiocchi di latte
- Fior di latte
- Mozzarella vaccina
- Primo sale
- Ricotta vaccina
- Stracchino

CONDIMENTO CONSIGLIATO

Si consiglia di preparare la razione giornaliera e di usarla man mano durante la giornata.

- 1-2 cucchiaini al giorno di olio extravergine di oliva e/o olio di lino crudo (per il buon contenuto di omega-3, acidi grassi insaturi protettivi del cuore, del sistema cardiovascolare e delle membrane cellulari)
- 1 cucchiaino di senape forte (senza zucchero)
- 1 cucchiaino di aceto e/o succo di limone
- Sale e pepe a volontà
- Aromi, spezie, erbe fini a volontà

PIATTO PROTEICO CONSIGLIATO

Uno a scelta tra quelli proposti.

- 2 uova
- 120 g di carne magra: manzo, vitello, cacciagione, fegato
- 130 g di pollame, coniglio
- 150 g di pesce e prodotti di mare
- 80 g di prosciutto cotto magro
- 2 yogurt magri o 100 g di formaggio magro al 20% di materia grassa
- 60 g di prosciutto cotto magro + 1 uovo
- 60 g di prosciutto cotto magro + 1 yogurt scremato
- 1 uovo + 1 yogurt scremato

PANE O EQUIVALENTI

2 fette di pane integrale = 2 fette biscottate integrali = 30 g di cereali senza zucchero (in fiocchi, non soffiati e non in petali).

PASTA/LEGUMI

Riso, semola, grano, pasta, lenticchie, piselli, fagioli, borlotti, fave, patate (circa 150 g), tapioca

Quantità: un piatto normale corrisponde a 60-70 g di alimenti a crudo.

Per le ricette di questa settimana potete consultare il ricettario nella seconda parte del testo.

Settima settimana

L'ALIMENTAZIONE SUCCESSIVA

Adesso ci sentiamo leggeri e avvertiamo una sensazione di benessere. Abbiamo instaurato un rapporto migliore con il cibo attraverso un'alimentazione equilibrata.

La settima settimana si basa su un'alimentazione varia e senza restrizioni, associata a semplici regole alimentari e a un'adeguata attività fisica.

Sono così arrivata alla fine del mio viaggio alimentare! Il risultato è stato una progressiva perdita di peso che mi ha fatto dimagrire di cinque chili!

Sono intenzionata a fare uno stile di vita di quello che ho imparato. Sono convinta che ci riuscirò perché, proprio grazie a questo "regime", ho risolto dei piccoli problemi che mi condizionavano la vita. Prima di iniziare soffrivo, infatti, di colesterolo alto, ma con mia grande sorpresa, dalle analisi è risultato che il mio livello di colesterolo attuale è nella norma. Quindi una corretta alimentazione contribuisce a regolarizzare i valori sanguigni.

In questo periodo mi sono concessa anche piccole quantità di cioccolato fondente, che è ricco di magnesio. Piccole quantità, mi raccomando, e rigorosamente fondente, perché altrimenti rischiate di riprendere peso.

IL CIOCCOLATO FONDENTE

Questo alimento è in grado di dare sazietà sensoriale e gastrica per effetto della colecistochinina, ormone capace di stimolare il centro della fame e dell'appetito dell'ipotalamo, un gruppo di cellule ubicate all'interno del cervello. Sono le donne più degli uomini a preferire questo storico alimento. Piacere, salute e calorie... tutto dipende dalla dose!

Il cioccolato fondente è composto da zucchero, pasta di cacao e burro di cacao. Quest'ultimo ha lo scopo di dare un gusto più morbido e una maggiore cremosità al prodotto, utile per la lavorazione. Le proporzioni variano in base al tipo di cioccolato, ma il valore indicato in etichetta con la dizione "Cacao... per cento minimo" comprende sia la pasta che il burro di cacao.

CARTA D'IDENTITÀ NUTRIZIONALE

(100 g di cioccolato fondente)

Calorie: 545
Proteine: 6 g
Glucidi: 54 g
Lipidi: 34 g
Ferro: 5 g

PROPRIETÀ

- È privo di colesterolo.
- Contiene potassio (che previene dolori muscolari e crampi), fosforo (utile per il corretto funzionamento del sistema nervoso) e ferro.
- È energetico e saziante perché fornisce zuccheri, proteine e grassi. Inoltre contiene vitamine e sali minerali.
- È ricco di antiossidanti e flavonoidi, che aiutano a combattere i radicali liberi, responsabili dell'invecchiamento.
- Sviluppa serotonina, un ormone che possiede un'azione stimolante sul sistema nervoso, agendo sull'umore, sul sonno e sull'appetito.

ATTIVITÀ FISICA: PER RICAPITOLARE

All'inizio della dieta non praticate sport intensi e aumentate invece il dispendio energetico camminando un po' di più (fate 10.000 passi al giorno, aumentando il numero di giorno in giorno, e dotatevi di un contapassi).

Nel periodo della rieducazione alimentare praticate un'attività progressiva con l'obiettivo di perdere peso. Dalla settima settimana potete dedicarvi a sport di resistenza e ad attività sportive leggere. Seguite i consigli indicati e sentite il parere del vostro medico.

L'attività fisica equilibra gli apporti e i consumi calorici, diminuisce il rischio di malattie cardiovascolari ed è divertente.

Gli sport di resistenza contribuiscono a ridurre la massa grassa: corsa lenta, bicicletta, nuoto, pattinaggio.

Gli sport dinamici e anaerobici sono quelli che implicano sforzi intensi e di breve durata: corsa veloce, mountain bike, salto in lungo, salto in alto.

Gli sport energici aiutano a combattere lo stress: tennis, squash, sport di squadra.

PER SPENDERE MENO...

Seguire una dieta non significa spendere di più. Adottando dei semplici accorgimenti, potrete acquistare alimenti con le stesse proprietà nutrizionali di quelli più "pregiati" ma maggiormente economici.

Pesce: potete optare per quello azzurro (acciughe, sarde, sgombri, alici).

Pollame: acquistate la sovracoscia.

Carne: potete confezionare gli hamburger macinando la parte del muscolo, solitamente più economica.

Frutta e verdura: prediligete quelle di stagione, notoriamente meno costose.

PROGRAMMA DI EQUILIBRIO ALIMENTARE E DI MANTENIMENTO DEL PESO FORMA CORPOREO

Attualmente il mio programma di equilibrio alimentare e di mantenimento del peso forma corporeo è il seguente.

COLAZIONE

La mia colazione è composta da proteine (prosciutto crudo, cotto, uova) cereali, latticini e frutta.

SPUNTINO MATTINA

Evito gli spuntini che contengono zuccheri e grassi (dolcetti vari, creme, gelati) e preferisco invece mangiare 1-2 frutti di stagione.

PRANZO

Evito di mangiare panini e cerco sempre di ritagliarmi il tempo necessario per sedermi a tavola. Questo è il mio pranzo tipo:

- Un piatto di insalata cruda mista come antipasto
- Un piatto di pasta o di legumi
- Un prodotto caseario magro: yogurt o formaggio con materia grassa inferiore al 20%
- Un frutto crudo di stagione
- 2 fettine di pane integrale

SPUNTINO POMERIGGIO

Evito gli spuntini che contengono zuccheri e grassi (dolcetti vari, creme, gelati) e preferisco invece mangiare un frutto di stagione o uno yogurt bianco scremato con frutta fresca di stagione.

CENA

Dev'essere più leggera del pranzo, con un minore apporto calorico. Questa è la mia cena tipo:

- Un piatto di insalata cruda mista come antipasto
- Un piatto proteico (carne, pesce, uova)
- Verdura cotta di stagione. A volte mi regalo anche un piatto di patate bollite, consumate calde e condite con prezzemolo a crudo, olio extravergine di oliva e un pizzico di sale iodato
- Un frutto crudo di stagione
- 2 fettine di pane integrale

NORME GENERALI PER UN CORRETTO STILE DI VITA

Frutta e verdura: ricordate di mangiarne 5 porzioni al giorno. Non dimenticate inoltre che, in caso di attacchi di fame, sono delle ottime alleate. Possono essere consumate crude o cotte e, per quanto riguarda la frutta, senza aggiunta di zucchero.

Pane, patate e legumi (lenticchie, fagioli, ceci): a eccezione del pane, che può essere consumato 3 volte al giorno e preferibilmente integrale, non superate la dose massima di 1 volta al giorno.

Formaggi e latticini: ricordate di favorire quelli più ricchi di calcio, evitando quelli salati e grassi.

Carne, pesce e uova: possono essere consumati 1-2 volte al giorno. Preferite la carne magra, a pranzo o a cena. Il pesce va inserito nel menu almeno 2 volte alla settimana.

Bevande zuccherate: limitatene il consumo (preferite quelle "light"). Se possibile, evitate di zuccherare il caffè. Acqua a volontà, invece, sia durante che fuori pasto.

Dolci: è opportuno limitarne la quantità.

Condimenti: limitate il consumo di sale (preferite quello iodato) e i grassi di origine animale (come burro, panna, ecc.) preferendo le materie grasse vegetali (olio extravergine di oliva e/o olio di lino crudo).

Oltre a una corretta alimentazione, utile per consolidare gli obiettivi raggiunti e mantenerli nel tempo, è importante praticare una costante **attività fisica** almeno 3 volte alla settimana.

CONCLUSIONI

Siamo alla fine... per voi, spero con buoni esiti, di un percorso alimentare... per me di un nuovo, intimo tragitto di vita. Erano anni che non scrivevo libri. Raccontarmi è stato un modo per ripercorrere tappe importanti della mia esistenza. Ho voluto far conoscere a chi mi segue da tempo il lato più vero di me e alcuni momenti che hanno segnato la mia vita e che mi hanno portato fin qui. Non sempre è stato facile.

Troppe volte mi sono sentita ripetere che sono stata "baciata dalla fortuna". È vero! Ho avuto una vita straordinaria e ricca di emozioni, incontri, esperienze che mi hanno permesso di crescere moltissimo in tutti i sensi.

Ma non sono mancate le prove difficili, quelle che se immaginate in anticipo mi avrebbero fatto "morire di paura"! Ho imparato a fare mia una frase che mi ha molto colpito: "Il coraggio è il coraggio di vincere le proprie paure". E ciò significa vivere la vita sempre, senza timore di ammettere le nostre debolezze, i nostri limiti.

Quante volte ci facciamo invece imprigionare dalle piccole fobie. E così facendo ci tarpiamo le ali e impediamo a noi stessi di vivere con pienezza e libertà la nostra esistenza, così come si presenta ogni giorno.

Ho imparato a interpretare i segnali del mio corpo e a

non sottovalutarli: hanno sempre un significato. È molto importante ascoltare il nostro secondo cervello, quello che sta nella "pancia"... senza dubbio meno addomesticato dalla ragione. I messaggi che ci invia sono veri. Ho speso tanta parte della mia vita a ignorare le cose che invece mi ferivano, non mi piacevano, mi facevano stare male, convinta che fosse importante non rivelare le proprie fragilità. Ma solo per rendermi conto in seguito di quanto sia salutare essere autentici. Ho sempre cercato di cristallizzare le situazioni, per timore dei cambiamenti... per poi accorgermi che questi rappresentano sempre e comunque una crescita.

I conflitti sono grandi nemici del nostro benessere e vanno sciolti, perché possono farci ammalare.

Negli anni ho acquisito anche un'altra consapevolezza: la dieta del corpo non basta a farci star bene. Ce n'è un'altra altrettanto importante, sicuramente più difficile da descrivere e da imparare: quella dello spirito, dell'anima. Eliminare dal nostro interno, come facciamo con i cibi indigesti, ciò che ci fa male, ci appesantisce e ci intossica è fondamentale. I dubbi, le incertezze, le ambiguità sono "ingredienti" velenosi per la nostra anima.

Gli affetti sono invece una componente irrinunciabile della vita. Gran parte dei nostri problemi nascono proprio da lì. *Il Piccolo Principe* di Antoine de Saint-Exupéry diceva: "L'essenziale è invisibile agli occhi". Tante volte mi sono accorta di quanto sia vera questa frase. Dedichiamo gran parte del nostro tempo alla cura dell'aspetto esteriore del corpo. Oggi la chirurgia estetica è sicuramente una grande alleata del tempo che passa: attenzione, però, a non trasformarla nella ricerca esasperata di una perfezione che, se non accompagnata dalla serenità interiore, può diventare illusoria. Rischia di farci credere di poter cambiare la nostra vita, aumentando con protesi sempre più grandi la misura del seno o cercando di modificare, con interventi sofisticati, uno sguardo stanco e quelle rughe che tanto potrebbero raccontare di noi se fossero addolcite da un'espressione serena. È vero, migliorare il proprio aspetto estetico è un dovere per ognuno di noi: aiuta a valorizzare la nostra personalità, ma è bene anche avere l'umiltà di riconoscere i propri limiti, anche fisici, senza farne un dramma. Bellezza non sempre è sinonimo di benessere.

Il passare degli anni non deve diventare un incubo. Qualcuno ha scritto: "Non c'è niente di tragico ad avere cinquant'anni se non se ne vogliono avere venti". Credo che dovremmo riflettere molto su questa frase. Da giovani ci è concesso anche di vivere un po' disordinatamente. Man mano che si va avanti negli anni, però, diventa sempre più importante avere dei punti di riferimento stabili, e non devono essere necessariamente coniuge o figli. Certo, sono sicura che il sogno di ciascuno di noi è quello di vivere con la persona cara fino all'ultimo giorno, ma anche chi non gode di questo grande privilegio può contare sull'amicizia, l'affetto, la tenerezza di altri rapporti. Un'amicizia che poggi su basi solide, su tanti interessi in comune si costruisce nel tempo con grande impegno e la disponibilità a sacrificare i propri desideri più egoistici. Imparare ad ascoltare i problemi degli altri con partecipazione autentica è un piccolo investimento per il futuro.

Concludo dando a tutti un consiglio: imparate a stare bene con voi stessi. Chissà quante volte avrete sentito questa frase, ma l'avete mai messa in pratica? Secondo me dovrebbe rappresentare il principio ispiratore della nostra esistenza.

Chi mi segue da anni sa che sono un'accesa sostenitrice del "carattere", che è la componente vincente di ognuno di noi. Va però ricordato che è molto influenzato dal nostro stile di vita e dalla nostra alimentazione: sì, da ciò che mangiamo. Ma non solo...

Mi piacerebbe vedere, accanto ai corsi che ci preparano a diventare avvocati, medici, cuochi, una scuola "alla portata di tutti" che ci insegni a vivere bene con noi stessi e con gli altri: potrebbe aiutarci a prendere la strada giusta, a capirci meglio, a distinguere veramente quello che fa o non fa per noi, a conoscere i limiti delle nostre esigenze e possibilità. È importante raggiungere una serenità interiore che ci prepari ad affrontare nel modo giusto gli imprevisti e i momenti difficili. I dolori, come le gioie, fanno parte della vita: i primi sono forse necessari per apprezzare meglio le altre.

Il viaggio dimagrante vuole essere soprattutto una testimonianza del profondo affetto che nutro per il mio pubblico, che nel corso degli anni mi ha dato tanto: a modo mio e con la semplicità di cui sono capace, ho voluto contraccambiare raccontando ciò che è stato utile anche a me.

Confesso che scrivere mi ha fatto bene. Mi è sempre piaciuto fissare sulla carta i momenti importanti della mia vita. Rileggerli a distanza di tempo mi aiuta a capire e a interpretare stati d'animo e sensazioni che appaiono spesso confuse mentre le viviamo. Consiglio anche a voi di farlo.

Con l'affetto di sempre,

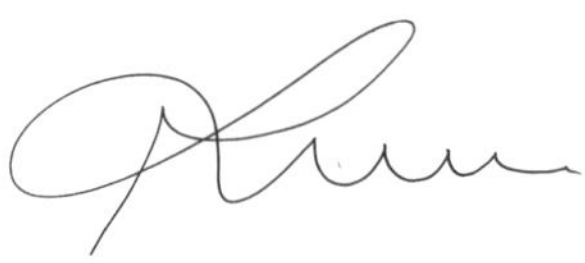

SECONDA PARTE

Ricettario

Nelle pagine che seguono troverete un ricettario con preparazioni semplici e gustose, che ho avuto modo di sperimentare durante la dieta e che spero vi saranno gradite!

È fondamentale attenersi ai cibi consigliati: per le prime due settimane, per esempio, potendo consumare prevalentemente verdure a foglia, mi sono sbizzarrita con le insalate.

Di settimana in settimana, poi, grazie alla reintroduzione di nuovi alimenti, ho aggiunto alle mie ricette altri ingredienti.

Dalla quarta settimana, con il reinserimento dei latticini e dei formaggi, ho provato a utilizzare la porzione di ricotta consentita in abbinamento alla verdura, invece di mangiarla da sola: è così che sono nati i miei involtini di zucchine alla ricotta che, vi assicuro, hanno riscosso un grande successo anche tra i miei familiari.

Dalla quinta settimana ho ricominciato a mangiare il pane. Anche in questa fase mi è capitato di non aver voglia di consumare le due fettine di pane integrale previste in accompagnamento alle verdure o ai secondi, così le ho aggiunte, tostate, all'insalata di pomodori, che ho potuto arricchire con tonno, uova, filetti di pollo grigliati oppure prosciutto cotto a dadini, attenendomi comunque e sempre alle quantità consigliate.

Seguendo le indicazioni fornite nei "Menu tipo" presentati nelle varie settimane, è semplice creare ogni giorno pietanze nuove, appetitose e colorate, per sviluppare, di volta in volta, non solo la fantasia, ma anche le proprie doti culinarie.

A questo punto non mi resta che augurarvi buon appetito!

Prima settimana

FRITTATA CON I BROCCOLETTI

Ingredienti per 1 porzione

- 2 uova
- 200 g di broccoletti
- 1 spicchio di aglio intero
- 2 filetti di alici
- peperoncino
- 1 cucchiaio di olio extravergine di oliva
- sale

Mondate e lavate i broccoletti. Sbollentateli in acqua salata e tagliateli a pezzetti.

In una piccola padella antiaderente, scaldate l'olio con l'aglio schiacciato, le alici e un pezzetto di peperoncino. Unite i broccoletti, lasciate insaporire, quindi eliminate l'aglio.

Nel frattempo, sbattete le uova, salate, versate sulla verdura e cuocete la frittata da entrambe le parti.

INSALATA DI RADICCHIO

Ingredienti per 1 porzione

- 1 cespo di radicchio rosso
- 1 cipollina

Pelate la cipollina e affettatela sottilmente. Trasferitela in una ciotolina, copritela con acqua fredda e lasciatela riposare per 30 minuti.

Mondate, sfogliate e lavate accuratamente il radicchio rosso, sgocciolatelo e tagliatelo a striscioline.

Riunite tutti gli ingredienti in un'insalatiera.

Irrorate l'insalata con parte della salsina che avete preparato a inizio giornata (si veda "Condimento consigliato") e mescolate.

INSALATA DI SPINACI E CHAMPIGNON CRUDI

Ingredienti per 1 porzione

- spinaci
- funghi champignon

Mondate le foglie degli spinaci eliminando quelle rovinate. Lavatele accuratamente e sgocciolatele su un panno pulito.

Eliminate il terriccio dal gambo dei funghi e passateli sotto l'acqua corrente. Asciugateli con un panno e affettateli sottilmente.

Riunite gli ingredienti in una terrina e irrorate con parte della salsina che avete preparato a inizio giornata (si veda "Condimento consigliato").

Per saperne di più...

Gli champignon, i porcini, i prataioli e gli ovoli sono i soli **funghi** che possono essere mangiati crudi.

Quando li acquistate, fate particolare attenzione al colore, che dev'essere uniforme e brillante. Inoltre devono emanare il caratteristico profumo di terra fresca e muschio e non essere impregnati di acqua.

È bene utilizzarli freschi o al massimo ventiquattro ore dopo l'acquisto, conservandoli in frigorifero nello scomparto delle verdure in un sacchetto di carta che assorba gran parte dell'umidità.

I funghi sono particolarmente adatti a una dieta ipocalorica poiché contengono una dose minima di grassi e un'alta quantità di acqua.

INSALATINA TIEPIDA DI FINOCCHI E CALAMARETTI

Ingredienti per 1 porzione

- 1 finocchio
- 150 g di calamaretti
- 1 foglia di alloro
- 4-5 olive verdi
- sale

Portate a bollore una pentola di acqua salata e profumata con l'alloro, quindi tuffatevi i molluschi. Cuoceteli per circa 10 minuti, scolateli e tagliateli ad anelli.

Mondate il finocchio e riducetelo a striscioline. Aggiungete le olive e i calamari e irrorate con parte della salsina che avete preparato a inizio giornata (si veda "Condimento consigliato").

Per saperne di più...

Il **finocchio** è uno degli ortaggi più magri. Contiene solo circa 9 calorie ogni 100 g ed è composto prevalentemente di acqua: ciò favorisce un'azione diuretica che svolge un vero e proprio "lavaggio" dei tessuti, consentendo l'eliminazione delle tossine. Inoltre è ricco di fibre, che stimolano l'attività dell'intestino.

INVOLTINI AI PEPERONI VERDI

Ingredienti per 1 porzione

- 120 g di fesa di vitello magro affettata sottilmente
- 1 peperone verde
- pinoli
- basilico
- 1 cipollina
- olio extravergine di oliva
- sale

Arrostite il peperone e sfilettatelo.

Tritate i pinoli e alcune foglioline di basilico.

Disponete la carne su un piatto e salatela. Spalmate su ciascuna fetta il trito aromatico e completate con un filetto di peperone. Arrotolate e fermate con uno stecchino.

In una padella antiaderente, scaldate un filo d'olio e fatevi stufare la cipollina affettata. Aggiungete gli involtini di carne, coprite con un coperchio e portate a cottura (circa 15 minuti).

MELANZANE APPETITOSE ALLA GRIGLIA

Ingredienti per 1 porzione

- qualche melanzana
- prezzemolo
- peperoncino
- 1 spicchio di aglio (a piacere)

Mondate e tagliate le melanzane a fette non troppo grosse.

Fate riscaldare la piastra, disponetevi sopra le fette e grigliatele da entrambi i lati.

Nel frattempo, preparate un battuto di prezzemolo e un pizzico di peperoncino (aggiungete, a piacere, 1 spicchietto di aglio).

Unite gli aromi a parte della salsina preparata a inizio giornata (si veda "Condimento consigliato") e, una volta pronte, irrorate le melanzane con il condimento.

Per saperne di più...

Le **melanzane** si trovano tutto l'anno, ma soprattutto da luglio a ottobre. Quando le acquistate, scartate quelle con la pelle opaca o grinzosa.

La melanzana è molto ricca di fibre: svolge un'azione lassativa ed è ideale per chi soffre di stipsi. Stimolando la bile, è indicata anche per chi ha una digestione lenta.

È un ortaggio spesso presente nelle diete dimagranti, purché sia cotto al vapore o alla griglia senza olio: fornisce circa 16 calorie ogni 100 g!

STRACCETTI ALLA RUCOLA

Ingredienti per 1 porzione

- 120 g di straccetti di vitello
- 1 mazzetto abbondante di rucola
- olio extravergine di oliva

Chiedete al macellaio di prepararvi degli "straccetti", cioè delle fettine sottilissime di vitello.

Mondate la rucola e spezzettatela.

In una padella antiaderente, fate scaldare la carne ("stracciata" con le mani in pezzetti irregolari) con un filo di olio. Coprite e fate cuocere a fiamma vivace per qualche minuto.

Condite con parte della salsina preparata a inizio giornata (si veda "Condimento consigliato"), quindi unite la rucola. Lasciate insaporire per qualche minuto.

Seconda settimana

CARDI AI FUNGHI

Ingredienti per 1 porzione

- 200 g di cardi
- funghi
- succo di limone
- olio extravergine di oliva
- sale

Mondate i cardi e fateli bollire secondo le indicazioni riportate sotto.

Sgocciolateli accuratamente e sistemateli, leggermente sovrapposti, in un tegame spennellato con un filo di olio.

Distribuite sui cardi qualche funghetto tagliato a dadini e coprite. A metà cottura (circa 10 minuti) irrorate con il succo di limone, fate evaporare e gustate tiepidi.

Per saperne di più...

Qualsiasi ricetta desideriate preparare con i **cardi**, dovete prima lessarli per renderli più morbidi.

Innanzitutto preferite i cardi di colore verde chiaro (quelli molto scuri o rossastri sono più duri) e puliteli eliminando le foglie più esterne e filamentose. A quelle più interne, invece, togliete i fili da entrambi i lati, interno ed esterno, avendo cura di strofinarle man mano con un limone tagliato a metà, per evitare che scuriscano.

Tagliate le coste in pezzi di 9-10 cm e tuffatele in una pentola con acqua bollente salata, acidulata con succo di limone.

Dopo circa 1 ora scolate e procedete secondo la ricetta.

CARPACCIO CON FUNGHI E RUCOLA

Ingredienti per 1 porzione

- 120 g di vitello affettato sottilmente
- 200 g di funghi champignon
- 1 mazzetto di rucola
- succo di limone
- pepe bianco appena macinato

Sistemate le fette di vitello su un piatto largo, irrorate con il succo di limone, coprite con un foglio di pellicola trasparente e trasferite in frigorifero a marinare per circa 1 ora.

Mondate e lavate la rucola e i funghi e affettate questi ultimi.

Sgocciolate la carne e disponetela su un altro piatto. Copritela con la rucola e i funghi e condite con un pizzico di pepe e parte della salsina che avete preparato a inizio giornata (si veda "Condimento consigliato").

FILETTI DI MERLUZZO E FINOCCHI AL CARTOCCIO

Ingredienti per 1 porzione

- 150 g di filetto di merluzzo (anche surgelato)
- 1 finocchio piccolo
- 1 spicchio di aglio
- prezzemolo
- 1 cucchiaino di olio extravergine di oliva
- sale integrale

Salate leggermente il merluzzo e tagliatelo a filetti.

Affettate il finocchio molto sottilmente.

Spennellate i filetti di merluzzo e i finocchi con l'olio e disponeteli sulla carta da forno insieme all'aglio intero e al prezzemolo tritato. Chiudete il cartoccio e passate in forno caldo a 180 °C per 20 minuti.

FRITTATA AGLI ASPARAGI

Ingredienti per 1 porzione

- 2 uova
- 150 g di asparagi
- 1 manciata di foglioline di menta
- 1 cipollina
- olio extravergine di oliva
- sale

Lessate gli asparagi.

In una terrina, sbattete le uova, aggiustate di sale e unite le foglioline di menta.

Lasciate raffreddare gli asparagi, tagliateli a pezzetti, quindi versateli nella terrina con le uova.

In una padella antiaderente, fate scaldare la cipollina, tagliata sottilissima, con un filo di olio. Aggiungete il composto di uova e asparagi e coprite con un coperchio. Quando la frittata risulterà dorata da un lato, giratela aiutandovi con il coperchio e terminate la cottura.

Come lessare gli asparagi?

Gli **asparagi** che più comunemente compaiono sulle nostre tavole sono quelli coltivati, con i gambi grossi che variano dal bianco al rossastro e le cime verdi.

Prima di lessarli, sistemateli su un tagliere e pareggiate i gambi, raschiandoli delicatamente. Risciacquateli e legateli in piccoli mazzetti. Disponeteli in posizione verticale in una pentola alta e stretta, lasciando le punte fuori dall'acqua, in modo che cuociano solo con il vapore e non si sfaldino. Lessateli per circa 15 minuti.

PETTI DI POLLO AL SESAMO

Ingredienti per 1 porzione

- 1 fettina di petto di pollo (circa 130 g)
- 1 cucchiaino di semi di sesamo
- timo
- succo di limone
- sale

Con un batticarne assottigliate la fettina di pollo, salatela e disponetela su un piatto. Cospargete con foglioline di timo e irrorate con il succo di limone. Lasciate marinare in frigorifero per circa 30 minuti.

Trasferite il petto di pollo in una padella antiaderente e fate dorare da entrambi i lati.

Spolverizzate di semi di sesamo (li potete acquistare in erboristeria), irrorate con parte della salsina che avete preparato a inizio giornata (si veda "Condimento consigliato") e coprite.

Cuocete a fuoco moderato per circa 5-6 minuti e servite caldo o tiepido, distribuendo sulla carne il fondo di cottura.

Per saperne di più...

La carne di **pollo** è ricca di proteine e ferro e di vitamine del gruppo B, in particolare la niacina, che è utile per prevenire molte malattie della pelle.

Il pollo è povero di grassi, ma il taglio più adatto a una dieta è sicuramente il petto, che ha il più basso contenuto calorico: circa 97 calorie ogni 100 g. Se però volete rendere le altre parti meno grasse, prima della cottura eliminate la pelle, che rappresenta la parte più ricca di lipidi.

Per l'estrema digeribilità della sua carne, il pollo è un alimento ideale per tutti.

POLPETTONE VARIEGATO

Ingredienti per 1 porzione

- 120 g di carne di vitello tritata
- 1 manciata di prezzemolo
- noce moscata
- 1 tuorlo d'uovo
- 1 peperone verde
- 1 costa di sedano
- olio extravergine di oliva
- sale

In una ciotola, mescolate la carne tritata, il prezzemolo, una grattatina di noce moscata e il tuorlo. Salate e amalgamate perfettamente.

Scottate il peperone e il sedano, quindi tagliateli a filetti.

Spennellate un rettangolo di pellicola di alluminio con un filo di olio. Disponetevi metà della carne, distribuitevi sopra i filetti di verdura e coprite con la carne rimasta. Sigillate il cartoccio e passatelo in forno caldo a 180 °C per 30 minuti.

Per saperne di più...

I **peperoni**, ortaggi tra i più consumati sulle nostre tavole, devono essere acquistati sempre con il picciolo verde, compatto e senza sfilacciature. La buccia deve risultare brillante e tesa, la polpa soda e senza punti molli o ammaccature.

Sono ricchi di vitamina C (che non viene immagazzinata dall'organismo e perciò dev'essere introdotta ogni giorno con l'alimentazione), betacarotene (considerato molto efficace nella prevenzione del cancro e nella lotta contro i radicali liberi) e potassio (un minerale importante per la regolazione della pressione sanguigna, per l'attività cardiaca e per l'idratazione delle cellule).

SGOMBRO CON FETTE DI CETRIOLI

Ingredienti per 1 porzione

- 1 sgombro (circa 150 g)
- 2 cetrioli
- rosmarino
- prezzemolo
- maggiorana
- basilico
- succo di limone
- olio extravergine di oliva
- sale

Preparate un trito aromatico con rosmarino, prezzemolo e maggiorana.

Pulite lo sgombro, evisceratelo ed eliminate testa, coda e pinne. Apritelo a libro e togliete la lisca. Dividetelo a filetti.

Disponete i filetti in una pirofila spennellata con un filo di olio, salate e cospargete con il trito aromatico e abbondante succo di limone.

Coprite con la pellicola di alluminio e passate in forno caldo a 180 °C per circa 20 minuti.

Nel frattempo, mondate e tagliate i cetrioli a fette e conditeli con foglie di basilico e parte della salsina che avete preparato a inizio giornata (si veda "Condimento consigliato").

Trasferite i filetti di sgombro su un piatto e distribuitevi sopra i cetrioli.

Terza settimana

HAMBURGER CON ORTAGGI ALL'ORIGANO

Ingredienti per 1 porzione

- hamburger di vitello (circa 120 g)
- 1 peperone verde
- 1 zucchina
- 4 cipolline
- 1 pomodoro
- aglio
- peperoncino (a piacere)
- 1 cucchiaino di olio extravergine di oliva
- sale integrale

Arrostite il peperone sul grill del forno e tagliatelo a listarelle.

In una padella antiaderente, fate scaldare l'olio con il peperone, la zucchina, le cipolline, il pomodoro e l'aglio (che toglierete alla fine). Salate e aggiungete, a piacere, un pizzico di peperoncino. Unite l'hamburger, coprite e portate a cottura.

INSALATA DI POLLO ALLE OLIVE E POMODORI

Ingredienti per 1 porzione

- 130 g di petto di pollo grigliato o bollito
- 1 cuore di sedano
- 200 g di pomodori da insalata
- 4 olive nere

Tagliate il pollo a listarelle.

Sfilettate il sedano, tagliate i pomodori a cubetti e snocciolate le olive.

Riunite tutti gli ingredienti in una ciotolina e condite con parte della salsina che avete preparato a inizio giornata (si veda "Condimento consigliato").

INSALATA PROFUMATA DI POMODORI E CETRIOLI

Ingredienti per 1 porzione

- 1 pomodoro rosso
- 1 cetriolo
- 1/2 peperone rosso
- 1 cipollina
- menta

Tagliate il pomodoro a spicchi. Lavate, asciugate e tagliate il cetriolo a fette non troppo spesse. Mondate il peperone eliminando i semini interni e i filamenti bianchi e riducetelo a listarelle.

Riunite gli ortaggi in un'insalatiera, cospargete con le foglioline di menta e condite con parte della salsina che avete preparato a inizio giornata (si veda "Condimento consigliato").

Per saperne di più...

Il **cetriolo** è costituito principalmente di acqua, fibre e sali minerali: è quindi un ortaggio ipocalorico (circa 17 calorie ogni 100 g) e depurativo. Per questo motivo è perfetto per le insalate (soprattutto in estate!) quando abbiamo la necessità di consumare cibi dissetanti e che ci consentano di reintegrare i sali minerali persi con il sudore. È quindi indicato nelle diete dimagranti e disintossicanti. Ne esistono diverse qualità. La buccia (la parte più ricca di fibre) è verde scuro e cosparsa di piccole protuberanze. Al momento dell'acquisto scegliete cetrioli di media grandezza (quelli grandi hanno molti semi) e soprattutto di forma allungata e priva di strozzature, segno che la pianta non ha ricevuto abbastanza acqua.

Se soffrite di colite, consumatelo cotto, tagliato a pezzettini, sbollentato in acqua per 5-6 minuti e condito con un filo di olio e limone oppure, perché risulti più digeribile, tagliatelo a fette sottilissime e lasciatele riposare cosparse di sale fino per circa 1 ora.

INSALATA RICCA

Ingredienti per 1 porzione

- 200 g di fagiolini
- 1 pomodoro rosso e sodo
- 1 cipollina rossa di Tropea (che è più dolce)
- 150 g di tonno al naturale

Spuntate i fagiolini e lessateli.

Lavate il pomodoro e tagliatelo a dadini.

Affettate sottilmente la cipollina.

Spezzettate il tonno.

Riunite il tutto in un'insalatiera e condite con parte della salsina che avete preparato a inizio giornata (si veda "Condimento consigliato").

POLPETTE DI TACCHINO E RUCOLA

Ingredienti per 1 porzione

- 100 g di fesa di tacchino tritata
- 1 mazzetto di rucola
- 1 limone
- 1 uovo
- olio extravergine di oliva
- sale

Spazzolate il limone sotto l'acqua corrente, grattugiatene parte della scorza e spremetene il succo.

Mescolate la rucola, finemente tritata, con la scorza grattugiata.

In una terrina, sbattete l'uovo, unite la carne e la rucola, salate e amalgamate.

Con il composto preparate delle polpette piatte.

In una padella antiaderente, scaldate poco olio, unite le polpettine e fatele rosolare da entrambi i lati. Poco prima di spegnere il fuoco, alzate la fiamma e spruzzate con qualche goccia di succo di limone. Fate evaporare e consumate le polpette tiepide.

STUFATINO DI PETTO DI POLLO AI PORRI

Ingredienti per 1 porzione

- 130 g di petto di pollo
- 1 porro
- salvia
- succo di limone
- olio extravergine di oliva
- sale

Mondate il porro eliminando la parte verde, lavatelo, affettatelo a rondelle piuttosto spesse e trasferitelo in un tegame con un filo di olio. Coprite con un coperchio per farlo insaporire e ammorbidire, quindi unite il petto di pollo tagliato a dadini.

Salate leggermente, profumate con le foglie di salvia e cuocete coperto a fiamma dolce-moderata per circa 20-30 minuti.

Poco prima di spegnere il fuoco, irrorate con il succo di limone.

Servite caldo.

Per saperne di più...

I **porri** si trovano in autunno, inverno e primavera. I più saporiti sono quelli invernali, ma hanno le foglie più spesse, mentre i primaverili sono più delicati sia nel gusto sia nella consistenza.

Protagonisti di piatti prelibati come stufati e zuppe, vanno acquistati molto freschi, con i gambi (cioè la parte commestibile) di un bel colore bianco e le foglie verdi prive di parti ingiallite.

Si possono conservare in frigorifero nello scomparto delle verdure, ben avvolti in carta per alimenti o in un panno, per evitare che diffondano il loro intenso aroma.

TROTA E FINOCCHI AL CARTOCCIO

Ingredienti per 1 porzione

- 1 trota (circa 150 g)
- 1 finocchio
- succo di limone
- olio extravergine di oliva
- sale

Eviscerate la trota, lavatela, asciugatela e salatela leggermente.

Mondate il finocchio, tenendo da parte le barbe, e affettatelo sottilmente.

Disponete il pesce al centro di un rettangolo di alluminio, copritelo con il finocchio, salate e irrorate con il succo di limone.

Chiudete il cartoccio e passate in forno caldo a 200 °C per 30 minuti.

Sminuzzate le barbe del finocchio e trasferitele in una ciotola con un filo di olio.

Sfornate la trota e irroratela con le barbe del finocchio.

Per saperne di più...

La **trota** è un pesce molto ricco di fosforo e calcio, utili nella costituzione di ossa e denti. Contiene, inoltre, una buona dose di proteine e acidi grassi polinsaturi, importanti nella prevenzione delle malattie cardiovascolari in quanto contrastano l'azione dannosa dei grassi e dei radicali liberi sulle pareti delle arterie.

Il pesce: come riconoscerne la freschezza

È molto importante, al momento dell'acquisto, verificare la freschezza del pesce. La prima cosa da fare è controllare l'odore: se il pesce è di mare, sarà salmastro e delicato; se è di acqua dolce, sarà invece quello caratteristico della specie. Comunque, mai dolciastro e simile a quello dell'ammoniaca.

Esternamente il pesce deve apparire brillante, con la superficie umida e tesa. Quanto alla consistenza, dev'essere sodo ed elastico.

Osservate bene gli occhi: dovranno essere sporgenti e brillanti, e soprattutto senza macchie.

Infine controllate le branchie, che dovranno avere una colorazione rosea ed essere umide.

Quarta settimana

BRANZINO ALLA PROVENZALE

Ingredienti per 1 porzione

- 1 branzino (circa 150 g)
- finocchietto selvatico
- basilico
- semi di anice
- olio extravergine di oliva
- sale

Preparate un trito di finocchietto e basilico. Unite un pizzico di semi di anice e uno di sale e mescolate.

Pulite il branzino, infilate nel taglio sul ventre un ciuffetto di foglie di finocchietto e strofinatelo con il trito aromatico.

Trasferitelo su un foglio di carta da forno spennellato con l'olio e chiudete il cartoccio.

Passate in forno caldo a 200 °C per 20 minuti.

Aprite il cartoccio, irrorate con un filo di olio a crudo e consumate caldo.

CALAMARETTI RIPIENI IN UMIDO

Ingredienti per 1 porzione

- 150 g di calamari
- 1 carota
- 1 costa di sedano
- 1 cipollotto
- 2 pomodori
- 1 spicchio di aglio
- prezzemolo
- 1 cucchiaino di olio extravergine di oliva
- sale integrale

Pulite i calamari, affettatene finemente i tentacoli e mescolateli a un trito di carota, sedano e cipolla.

Salate e farcite i calamari con il trito.

In un tegame, preparate una salsina con i pomodori, l'aglio e l'olio, aggiungete i calamari e cuocete coperto per circa 30 minuti.

A fine cottura spolverizzate di prezzemolo tritato.

INVOLTINI DI ALICI CON RICOTTA E MENTA

Si tratta di una ricetta molto veloce (circa 10 minuti) e particolarmente appetitosa.

Per la preparazione potrete usare parte della porzione di formaggio magro del pranzo (100 g), che in questo caso sarà la ricotta.

Ingredienti per 1 porzione

- 150 g di alici marinate nel limone
- 70 g di ricotta vaccina
- menta
- succo di limone
- olio extravergine di oliva
- sale

Schiacciate la ricotta con una forchetta, irroratela con 2 cucchiai di succo di limone e profumatela con le foglioline di menta tritate. Mescolate con un cucchiaio di legno fino a ottenere una crema liscia e omogenea.

Salate leggermente le alici e spalmatevi sopra un po' del composto di ricotta.

Formate dei rotolini, chiudeteli con degli stecchini e irrorateli con un filo di olio.

Passate per qualche secondo in forno ben caldo.

La marinatura delle alici

La **marinatura** consente di eliminare gran parte dei microrganismi e agisce sulle proteine e i tessuti del pesce, rendendolo più digeribile e morbido.

Procedete in questo modo: pulite le alici, apritele a libro, eliminate la lisca, lavatele e asciugatele. Adagiatele su un piatto disponendole in un solo strato. Ricoprite con il succo di limone, chiudete con un altro piatto e lasciate marinare per circa 10 ore in frigorifero.

Alla fine i pesci si presenteranno quasi bianchi. Sgocciolateli: sono pronti per essere gustati.

Per saperne di più...

Le **alici** sono presenti in gran numero nei nostri mari. Si possono, quindi, acquistare tutto l'anno. In primavera, specialmente, si avvicinano in grossi banchi alle coste per riprodursi e ne vengono pescate in maggiore quantità, quindi il prezzo sul mercato scende.

Come tutto il pesce azzurro, sono facilmente deperibili e vanno consumate entro 12-24 ore dalla pesca. Possono essere conservate nel reparto più alto del frigorifero in contenitori di vetro ben chiusi.

Contengono una buona dose di acidi grassi insaturi, importanti per la salute del cuore e delle arterie; sono ricche di proteine (che hanno un valore analogo a quelle della carne) e di calcio.

INVOLTINI DI ZUCCHINE ALLA RICOTTA

Ingredienti per 1 porzione

- 2 zucchine piccole o 1 zucchina grande
- 100 g di ricotta vaccina
- basilico
- prezzemolo
- maggiorana
- 1 cucchiaino di olio extravergine di oliva
- sale integrale

Tagliate le zucchine a fette non troppo sottili nel senso della lunghezza.

In una terrina, amalgamate la ricotta con il basilico, il prezzemolo, la maggiorana e un pizzico di sale.

Distribuite il composto sulle zucchine e arrotolatele.

Disponete gli involtini in una pirofila spennellata di olio e passate in forno caldo a 160 °C per circa 10-15 minuti.

Per saperne di più…

La **ricotta** è uno dei formaggi più sani e leggeri. Si ricava dal siero del latte, cioè dalla parte liquida che residua dalla lavorazione dei formaggi. Dopo la cottura, viene posta a sgocciolare per 24 ore in canestri.

La ricotta si ricava dal latte di mucca o di pecora: la prima è più magra e apporta circa 135 calorie ogni 100 g, contro le 260 circa della seconda.

È un formaggio magro tra i più digeribili ed è un'ottima fonte di calcio.

POLPETTINE DI VITELLO CON FOGLIE DI SALVIA

Ingredienti per 1 porzione

- 120 g di carne di vitello magra macinata
- 1 cucchiaino di parmigiano reggiano
- prezzemolo tritato
- noce moscata
- salvia
- succo di limone
- olio extravergine di oliva
- sale

In una ciotola, mescolate la carne con il parmigiano, il prezzemolo, la noce moscata e un pizzico di sale. Quando il composto sarà della consistenza giusta, ricavate delle polpettine leggermente schiacciate, avendo cura di inumidire prima le mani con dell'acqua per evitare che la carne vi resti attaccata.

Disponete le polpette in una padella antiaderente insieme ad alcune foglie di salvia, irrorate con il succo di limone, coprite e cuocete per circa 10 minuti.

Condite con un filo di olio a crudo.

TRANCIO DI TONNO IN SALSA VERDE

Ingredienti per 1 porzione

- 1 fetta di tonno (circa 150 g)
- 1 pezzetto di carota
- 1 pezzetto di sedano
- 1 foglia di alloro
- capperi
- prezzemolo
- 1 pezzetto di peperoncino
- 1 filetto di acciuga

Disponete il tonno in un tegame con poca acqua aromatizzata con la carota, il sedano e l'alloro. Salate leggermente e cuocete a fuoco lento con il coperchio per circa 10-15 minuti.

Nel frattempo preparate la salsa. Tritate qualche cappero con il prezzemolo, il peperoncino e l'acciuga, quindi amalgamate con parte della salsina che avete preparato a inizio giornata (si veda "Condimento consigliato").

Disponete il tonno su un piatto da portata e copritelo con la salsa verde così ottenuta.

Quinta settimana

BOCCONCINI DI POLLO AL CURRY

Ingredienti per 1 porzione

- 130 g di bocconcini di pollo
- 1 cucchiaino di curry in polvere
- 1 spicchio di aglio
- 100 g di funghi champignon
- qualche cucchiaio di brodo vegetale
- olio extravergine di oliva
- sale

Strofinate l'aglio sul fondo di una padella antiaderente.

Fate scaldare un po' di olio, disponetevi i bocconcini di pollo, salateli e fateli dorare. A metà cottura unite i funghi, bagnate con il brodo e cuocete a fuoco dolce-moderato per altri 10-15 minuti.

Poco prima di spegnere il fuoco, cospargete con il curry.

Lasciate insaporire e gustate ben caldo.

CAPONATINA DI POMODORI

Ingredienti per 1 porzione

- 3 pomodori rossi e maturi
- 2 fette di pane integrale tostato
- basilico
- origano
- olio extravergine di oliva
- sale

Lavate i pomodori e tagliateli a pezzi non troppo piccoli.

Disponete sul fondo di un'insalatiera le fette di pane tostato ridotte a tocchetti. Unite i pomodori, le foglioline di basilico, l'origano, salate e irrorate con l'olio.

Lasciate insaporire la caponatina per circa 15 minuti prima di gustarla.

La variante...

Quest'insalata fresca e gustosa può diventare un piatto unico se arricchita con altri ingredienti.

Per esempio, possiamo aggiungere 150 g di tonno al naturale oppure 2 uova sode, o ancora 80 g di prosciutto magro in una sola fetta tagliato a dadini (si veda "Piatto proteico consigliato").

INSALATA MEDITERRANEA

Ingredienti per 1 porzione

- 1 cespo di indivia riccia
- 1 finocchio
- 1 arancia
- dragoncello
- olio extravergine di oliva
- sale

Mondate l'indivia, lavatela e spezzettatela.
Mondate il finocchio e tagliatelo a filetti.
Pelate a "vivo" l'arancia, eliminando anche la pellicina bianca, e affettatela.
Riunite il tutto in un'insalatiera, spolverizzate di dragoncello fresco e condite con olio e sale.

Per saperne di più...

L'**arancia** è un frutto ad alto contenuto di vitamina C, preziosa alleata della nostra bellezza, in quanto favorisce la produzione di collagene, cioè della proteina che mantiene la pelle giovane, e soprattutto della nostra salute, perché aiuta a rafforzare le difese immunitarie.

L'arancia contiene una piccolissima dose di zucchero, quindi è indicata anche nelle diete ipocaloriche. È ricca di potassio, un minerale utile per dare "forza" ai muscoli.

SPEZZATINO DI POLLO ALLO ZENZERO

Ingredienti per 1 porzione

- 130 g di spezzatino di pollo
- 1 cucchiaino di zenzero tritato
- 1 spicchio di aglio
- succo di limone
- olio extravergine di oliva
- sale

Strofinate la superficie dello spezzatino di pollo (privato della pelle) con l'aglio. Salate, profumate con lo zenzero, irrorate con il succo di limone e lasciate marinare per 30 minuti.

Trasferite la carne insieme alla marinata in un tegame, condite con l'olio, coprite con un foglio di pellicola di alluminio, quindi passate in forno rigirando spesso i pezzetti di carne nel loro fondo di cottura. Cuocete a 180 °C per circa 20 minuti.

Per saperne di più...

Lo **zenzero** è una spezia dal sapore piccante e riscaldante. Se ne utilizza la radice secca.

È utilissimo in caso di digestione lenta con sonnolenza dopo pranzo (versate 1 cucchiaino raso di polvere di zenzero in una tazza di acqua bollente e bevete caldo), nei dolori reumatici (in quanto riattiva la microcircolazione e aiuta a togliere l'infiammazione) ed è ricco di preziosi antiossidanti che rallentano l'invecchiamento.

TORTIERA DI SARDE E CICORIA

Ingredienti per 1 porzione

- 150 g di sarde freschissime
- 1 mazzetto di cicoria
- 1 cipolla
- prezzemolo
- 2 pomodori rossi
- succo di limone
- olio extravergine di oliva
- sale

Se possibile, fatevi pulire le sarde dal pescivendolo, oppure procedete così: togliete la testa e la coda, apritele a libro ed eliminate la lisca. Lavatele e asciugatele con un foglio di carta da cucina.

Mondate la cicoria, lavatela e scottatela in acqua salata, quindi tagliatela a pezzetti.

In una padella, fate scaldare un filo di olio, unite la cipolla tritata insieme al prezzemolo e fate stufare. Aggiungete la cicoria, mescolate e lasciate insaporire.

Lavate i pomodori, pelateli e riduceteli a dadini.

Sistemate le sarde in una pirofila spennellata con poco olio, salate leggermente e distribuitevi sopra le verdure stufate. Irrorate con il succo di limone e passate in forno caldo a 180 °C per circa 15 minuti.

Levate la pirofila, distribuite sulle sarde la dadolata di pomodori e infornate per altri 10 minuti.

Per saperne di più...

Questa preparazione è salutare per le arterie e per il cuore, poiché accomuna due degli alimenti più utili nella prevenzione delle malattie cardiovascolari: il pesce azzurro e la cipolla.

Il **pesce azzurro** (sarde, alici, sgombri, pesce spada, tonno) è ricchissimo di particolari acidi grassi polinsaturi che limitano la formazione di colesterolo. La cipolla è diuretica, regolarizza la pressione sanguigna e stimola la produzione dell'HDL, il cosiddetto "colesterolo buono".

UOVA IN CAMICIA CON PURÈ DI SPINACI

Ingredienti per 1 porzione

- 2 uova
- 300 g di spinaci
- 2 cucchiai di latte
- noce moscata
- prezzemolo
- 1 cucchiaino di aceto di vino bianco
- sale integrale

Scottate gli spinaci e riduceteli in purè. Trasferiteli in una padella e aggiungete il latte, la noce moscata e il sale.

Ponete sul fuoco una pentola con un bicchiere di acqua e l'aceto. Prima che l'acqua giunga a bollore, versatevi le uova, una alla volta, sgusciandole prima su un piatto. Cuocetele per 3 minuti, quindi levatele con un mestolo forato, sgocciolandole.

Disponete su un piatto la crema di spinaci, trasferitevi sopra le uova spolverizzate di prezzemolo finemente tritato e gustate ben caldo.

Per saperne di più...

Ricco di lecitina, sostanza preziosa per le cellule del cervello, l'**uovo** è un concentrato di proteine, sali minerali e vitamina A, indispensabile per l'accrescimento e la protezione della pelle e degli occhi.

La freschezza

Attraverso il guscio, che è poroso, si verifica uno scambio continuo con l'esterno: di liquido, che man mano evapora dall'interno, e di aria, che entra nell'uovo dall'esterno. Considerato questo, per verificare la freschezza dell'uovo, esistono alcuni accorgimenti.

1. Guardate l'uovo in trasparenza: vedrete una parte scura e densa e una più chiara (la camera d'aria), che dev'essere di circa 6 mm. Se risulta più grande rispetto a questa dimensione, l'uovo non è fresco.

2. Scuotete leggermente l'uovo: se non è fresco, la camera d'aria si è allargata e quindi si sentirà un leggero "sbattere".

3. Immergete l'uovo in una soluzione di 100 g di acqua e 100 g di sale: se va a fondo è fresco, se rimane a mezz'acqua ha circa 6 giorni, se galleggia è da scartare. Quest'osservazione si basa sul fatto che più la camera d'aria è grande, più l'uovo tende a galleggiare.

Come conservarlo

In frigorifero, nell'apposito scomparto: la punta, che è più robusta, dev'essere rivolta verso il basso. Il guscio non va lavato, per non eliminare la sottile pellicola protettiva che lo ricopre impedendo l'ingresso ai microrganismi. L'uovo senza guscio si mantiene in frigorifero per 1-2 giorni al massimo.

Sesta settimana

CREMA DI PATATE E ASPARAGI

Ingredienti per 1 porzione

- 150 g di patate bianche
- 100 g di asparagi
- 1 cipollina
- prezzemolo
- olio extravergine di oliva
- sale

Pelate e lavate le patate, quindi riducetele a dadini piuttosto piccoli.

Pulite gli asparagi e tagliateli a pezzetti, lasciando le punte intere. Sbollentate le punte e tenetele da parte.

In un tegame scaldate la cipollina a fette con un filo d'olio, unite gli asparagi e le patate, salate e aggiungete un po' di acqua calda. Cuocete per circa 10-15 minuti.

Frullate la zuppa, unite le punte di asparagi e spolverizzate di prezzemolo tritato.

CREMA DI PISELLI CON CROSTINI

Ingredienti per 1 porzione

- 50 g di piselli freschi o surgelati
- 1 patata piccola
- 1 costa di sedano
- 1 carota
- prezzemolo
- 2 fettine di pane integrale tostato
- olio extravergine di oliva
- sale

Pelate gli ortaggi, riduceteli a dadini e uniteli ai piselli. Versate il tutto in una pentola, coprite con acqua fredda, aggiustate di sale e fate sobbollire per circa 40 minuti (o fino al grado di cottura desiderato).

Passate la zuppa nel frullatore, quindi trasferitela nuovamente nella pentola e fate bollire ancora per qualche minuto.

Irrorate con olio a crudo, spolverizzate di prezzemolo, lasciate riposare qualche istante e gustate ben caldo con il pane tostato.

Per saperne di più...

I **piselli** sono una miniera di sali minerali. Contengono:

- ferro, necessario per trasportare l'emoglobina nel sangue e mantenere una buona ossigenazione dei tessuti;
- potassio, che favorisce la diuresi e il tono muscolare;
- rame, che combatte l'anemia;
- fosforo, che ci aiuta a mantenere "attiva" la memoria.

I piselli sono, inoltre, ricchi di fibre idrosolubili, che contribuiscono a regolare il tasso di grassi nel sangue.

MINESTRA DI RISO CON FUNGHI

Ingredienti per 1 porzione

- 70 g di riso basmati
- 50 g di funghi champignon e porcini
- 1 carota
- 1 cipolla
- ½ litro di brodo vegetale
- olio extravergine di oliva
- sale

Eliminate il terriccio dai funghi, lavateli e riduceteli a dadini.

Pulite e affettate la carota e la cipolla.

Unite tutte le verdure in un tegame con un filo di olio e lasciatele stufare per qualche istante. Aggiungete il riso integrale e fatelo tostare per un minuto.

Versate il brodo vegetale caldo, aggiustate con un pizzico di sale, coprite il tegame con un coperchio e portate a cottura.

Questa preparazione è rivitalizzante e depurativa. Inoltre è ricca di vitamine e fibre, contenute nel riso e negli ortaggi.

Come preparare il brodo vegetale

Per 1 litro di **brodo** procedete come segue.

Mondate e lavate 1 zucchina, 1 carota, 1 costa di sedano, 1 patata, 1 cipolla e qualche foglia di verdura di stagione (bietola, scarola, spinaci). Tagliate gli ortaggi a pezzi, coprite con 1 litro di acqua fredda, salate leggermente e cuocete a fuoco moderato per circa 1 ora e mezza.

Con un passino separate il brodo dalla verdura, che potrete utilizzare come contorno, condita con un filo di olio extravergine di oliva a crudo.

ORATA RIPIENA AL PROFUMO DI ROSMARINO

Ingredienti per 1 porzione

- 1 orata piccola
- 1 costa di sedano
- 2 carote
- 1 cipolla
- rosmarino
- sale

Squamate l'orata, evisceratela, lavatela e riempite l'interno con un trito di sedano, carote e cipolla. Salatela leggermente e trasferitela in una padella antiaderente.

Profumate il pesce con aghetti di rosmarino.

Irrorate con parte della salsina che avete preparato a inizio giornata (si veda "Condimento consigliato"), coprite e cuocete a fuoco moderato per circa 15-20 minuti.

PENNETTE DELIZIOSE ALLE ERBE

Ingredienti per 1 porzione

- 70 g di pasta tipo "penne"
- prezzemolo
- basilico
- maggiorana
- 1 spicchio di aglio
- olio extravergine di oliva

Tritate finemente le erbe e trasferitele in una terrina con un filo di olio e l'aglio intero per farle insaporire.

Mettete la terrina sopra una pentola con acqua calda.

Lessate la pasta in abbondante acqua salata, scolatela al dente e versatela nella terrina con il trito di erbe (da cui avrete eliminato l'aglio).

Mescolate e gustate ben caldo.

SPAGHETTI CON SALSA MARINARA

Ingredienti per 1 porzione

- 70 g di pasta tipo "spaghetti"
- 2 pomodori maturi e sodi
- 1 spicchio di aglio
- 1 cucchiaino di capperi
- 1 filetto di acciuga
- peperoncino (a piacere)
- prezzemolo
- olio extravergine di oliva
- sale

Pelate e spezzettate i pomodori. Trasferiteli in una padella con un filo di olio, l'aglio intero, i capperi, l'acciuga e, a piacere, un pizzico di peperoncino. Lasciate addensare la salsa a fuoco vivace.

Nel frattempo, lessate gli spaghetti in abbondante acqua salata.

Qualche minuto prima di spegnere il fuoco, aggiungete alla salsina abbondante prezzemolo tritato e togliete l'aglio.

Scolate gli spaghetti al dente e condite.

TACCHINO IN SALSA DORATA CON PEPERONE

Ingredienti per 1 porzione

- 130 g di petto di tacchino
- 1 peperone giallo
- prezzemolo
- 1 cucchiaio di farina
- succo di limone
- olio extravergine di oliva
- sale

Lavate e mondate il peperone. Tagliatelo a metà, arrostitelo, quindi frullatelo nel mixer con un filo d'olio e sale.

Profumate la salsa con del prezzemolo tritato.

Spennellate una padella antiaderente con un filo di olio e sistematevi il petto di tacchino precedentemente infarinato e leggermente salato. Dorate da entrambi i lati, spruzzate con il succo di limone e portate a cottura.

Trasferite la carne su un piatto e irrorate con la salsa.

ZUPPA PICCANTE DI LENTICCHIE E SEDANO

Ingredienti per 1 porzione

- 70 g di lenticchie
- 1 cuore di sedano
- peperoncino
- 1 foglia di alloro
- 1 spicchio di aglio
- 1 pomodoro
- 1 cucchiaino di olio extravergine di oliva
- sale

Ponete le foglie del sedano in una terrina con un pizzico di peperoncino e irrorate con l'olio. Riducete le coste a rondelle.

Passate le lenticchie sotto l'acqua corrente, trasferitele in un tegame, copritele con acqua fredda e aromatizzate con l'alloro e l'aglio "vestito", cioè senza privarlo della sua pellicola bianca.

Fate sobbollire per circa 30 minuti, quindi unite il sedano a rondelle e il pomodoro pelato a pezzi. Salate, cuocete per altri 30 minuti, quindi eliminate l'alloro e l'aglio e irrorate con l'olio aromatizzato alle foglie di sedano e peperoncino.

Per saperne di più...

Le **lenticchie** sono considerate il legume più nutriente ed energetico. Ricche di amido, proteine vegetali, fosforo, potassio, ferro e magnesio, apportano anche una discreta quantità di vitamine A e B.

Sono, inoltre, ricche di fibre, che riducono l'assorbimento dei grassi contenuti nei cibi che le accompagnano. Sono quindi ottime per controllare il tasso di trigliceridi nel sangue e per regolarizzare l'intestino.

Arnoldo Mondadori Editore S.p.A.

Questo volume è stato stampato
presso Mondadori Printing S.p.A.
Officine Grafiche di Verona

Stampato in Italia - Printed in Italy